儿童和青少年 脊柱侧弯

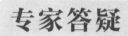

主　编　王向阳　吴爱悯

编　者（以姓氏笔画为序）

王　奎　王　胜　王　谊　王向阳　王雍立

毛方敏　方明桥　田乃锋　朱纯纯　汤呈宣

许　聪　李　军　李　洁　李　耀　李晓阳

杨新东　连　毅　吴爱悯　吴爱琴　张　迪

张　雪　张小磊　张敬东　陈　坚　陈　钰

陈泽新　陈教想　武垚森　林　焱　林仲可

易先宏　季　伟　金海明　郑文娴　郑淑智

俞晨艺　施益锋　夏冬冬　倪文飞　倪励斌

徐　晖　黄其杉　黄晓丽　黄崇安　盛孙仁

淦细红　蒋松鹤　舒真谛　窦海成　蔡晓红

滕红林　潘翔翔

人民卫生出版社
·北京·

图书在版编目（CIP）数据

儿童和青少年脊柱侧弯:专家答疑 / 王向阳，吴爱悯主编 . —北京：人民卫生出版社，2024.7

ISBN 978-7-117-35886-6

Ⅰ.①儿… Ⅱ.①王… ②吴… Ⅲ.①脊柱畸形 — 问题解答 Ⅳ.① R682.3–44

中国国家版本馆 CIP 数据核字（2024）第 024912 号

人卫智网	www.ipmph.com	医学教育、学术、考试、健康，
		购书智慧智能综合服务平台
人卫官网	www.pmph.com	人卫官方资讯发布平台

儿童和青少年脊柱侧弯:专家答疑

Ertong he Qingshaonian Jizhu Cewan:Zhuanjia Dayi

主　　编：王向阳　吴爱悯
出版发行：人民卫生出版社（中继线 010-59780011）
地　　址：北京市朝阳区潘家园南里 19 号
邮　　编：100021
E - mail：pmph @ pmph.com
购书热线：010-59787592　010-59787584　010-65264830
印　　刷：三河市宏达印刷有限公司
经　　销：新华书店
开　　本：889 × 1194　1/32　印张：6
字　　数：150 千字
版　　次：2024 年 7 月第 1 版
印　　次：2024 年 8 月第 1 次印刷
标准书号：ISBN 978-7-117-35886-6
定　　价：55.00 元

打击盗版举报电话：010-59787491　E-mail：WQ @ pmph.com
质量问题联系电话：010-59787234　E-mail：zhiliang @ pmph.com
数字融合服务电话：4001118166　E-mail：zengzhi @ pmph.com

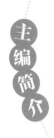

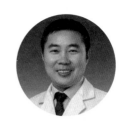

　　王向阳,主任医师,教授,博士生导师,毕业于上海交通大学医学院,获博士学位。温州医科大学附属第二医院(育英儿童医院)副院长,骨科建设委员会主任,育英脊柱侧弯预防与治疗中心主任,浙江省儿童青少年脊柱健康指导中心执行主任,浙江省骨科重点实验室主任,国家临床重点专科学科带头人,全国十佳中青年骨科医师奖获得者。曾在加拿大渥太华大学附属 Civic 医院、法国里昂 CMCR 医学中心、美国纽约哥伦比亚大学 Presbyterian 医院脊柱中心和美国 TSRH 医院做访问和学习。

　　现任脊柱畸形外科组组长,在儿童和青少年复杂脊柱畸形方面做了大量工作,诊治了大量患者,并取得良好疗效。创建了"育英脊梁工程"慈善基金和""脊良正姿""联盟,建立了完善的多学科儿童青少年脊柱侧弯预防和治疗体系。主持国家自然科学基金 5 项,省自然杰出青年基金、省"领雁"重点研发项目,省部共建项目、省钱江人才项目等 8 项,以第一作者和通信作者发表 SCI 和 EI 论文 150 余篇,主编《脊柱内固定解剖学》及参编著作 15 部。作为负责人或主要研究者获国家科技进步二等奖,中华医学科技进步一等奖,浙江省科学技术进步奖一等奖和上海市科学技术进步奖一等奖。

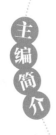

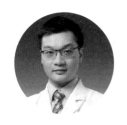

吴爱悯,副主任医师,教授,博士生导师。温州医科大学附属第二医院(育英儿童医院)骨科副主任兼脊柱外科副主任兼成果转化中心副主任,育英脊柱侧弯预防与治疗中心副主任。博士毕业于温州医科大学,于上海交通大学医学院完成博士后研究。浙江省医药卫生高层次人才,温州市创新创业领军人才,AOSpine青年讲师,国际华人骨研会终生会员。曾在美国马里兰大学 St. Joseph 医学中心、哈佛大学医学院、香港大学骨科系(玛丽医院和根德儿童医院)、英国皇家骨科医院(伯明翰)和伯明翰儿童医院做访问和学习。

现任医院脊柱畸形外科组副组长,主要研究方向为儿童和青少年脊柱畸形基础与临床研究。主持国家自然科学基金、中国博士后基金、浙江省基础公益研究等项目,作为第一作者或通信作者发表SCI论文50余篇,多篇论文入选ESI高被引,Google Scholar论文被引9000+余次,H-Index=34。授权发明专利7项。副主编《脊柱内固定解剖学》,参编参译多部专著。作为主要研究者获浙江省科学技术进步奖二等奖,浙江省医药卫生科技奖一等奖,山东省医学科技奖一等奖。

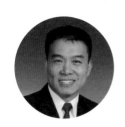

脊柱侧弯危害儿童及青少年的身心健康。脊柱侧弯的进展和加重经常发生在骨骼生长发育高峰的青少年期。青少年是人一生中最重要的时期,这个期间如发现脊柱侧弯将对正处于生长发育的患儿心理和身体产生很大的影响。孩子是爸爸妈妈的宝贝,毫无疑问这也将给整个家庭带来冲击。因此,正确地了解和认识脊柱侧弯非常重要。

20多年前,我来到美国得克萨斯州苏格兰礼仪儿童医院(Texas Scottish Rite Hospital for Children,TSRH)专门从事脊柱侧弯的研究工作,亲身体会到美国的整个社会及医疗领域对儿童及青少年脊柱侧弯的重视,特别是对于脊柱侧弯基础知识的普及更是不遗余力地提供无私帮助。儿童及青少年脊柱侧弯的治疗时间较长,且必须贯穿患儿整个生长发育过程。这就需要医疗人员、父母,以及社会共同努力呵护患儿直至生长发育的成熟期。因此,为患儿们构建一个完善的医疗及社会保障体系,把患儿的童年还给他们,让他们与其他的孩子们一样拥有美好的未来,是社会及医疗领域共同的责任。这所有的一切需要从脊柱侧弯基础知识的普及开始,以此来唤起整个社会的普遍关注。我非常欣慰地看到本书主编王向阳教授领导的团队多年来在这方面扎实的努力和默默的奉献。

7

王向阳教授所在的单位为儿童医学区域治疗中心,其脊柱外科团队具有数十年的脊柱侧弯治疗经验,从筛查到保守治疗、再到手术治疗,从科普到慈善公益,其体系完善,软件和硬件设备都非常齐全。其团队开拓人池永龙教授在国际范围内首先开展上胸椎椎弓根螺钉技术,为现代全椎弓根螺钉内固定三维脊柱矫形技术奠定了基础。

中国骨科界与美国 TSRH 医院有着悠久的学术交流历史。在过去的 30 多年里,有超过百名的中国脊柱外科和小儿骨科医师来到 TSRH 医院进行学术交流和访问,共同为治疗脊柱侧弯而努力。2019 年王向阳教授受邀到 TSRH 访问学习,我也有机会和他就脊柱侧弯进行更深入的讨论。我们经常聚焦探讨如何让中国的患儿和家长正确地了解和认识脊柱侧弯,从而使脊柱侧弯得到最有效和科学的治疗;让患儿不再因脊柱侧弯而痛苦和困惑,让妈妈们不再有焦虑、担心和眼泪。回国之后,王向阳教授组织团队编写了这本脊柱侧弯的科普图书,我有幸领略了本书初稿。

本书将脊柱侧弯的历史,用故事的形式讲给患儿和家长,让读者了解这是一个古老的、并不可怕的疾病。从解剖学、如何诊断、目前的治疗方法、不同治疗方法的特点以及社会公益等方面介绍脊柱侧弯的知识。并且举一些实例,他们虽然患有脊柱侧弯,却同样通过努力拥有精彩的人生，以此鼓励其他患者。这是一本非常值得家长和患儿阅读的脊柱侧弯科普书。我相信，本书的出版将把科学知识带给家长和患儿，让脊柱侧弯变得不再可怕。

张宏
美国得克萨斯州苏格兰礼仪儿童医院
2022 年 12 月于达拉斯

肥胖、近视、脊柱侧弯被称为儿童和青少年健康的三大杀手。和肥胖、近视相比，脊柱侧弯有时候不容易被发现，更具隐匿性。特别是特发性脊柱侧弯，常常发生在青春期，这个时期孩子已经开始独立洗澡，校服一般也比较宽松，并且患儿无明显不适的主诉，所以他人常常无法发现其脊柱已经开始发生侧弯，并且逐渐加重。个别患儿到医院就诊时，已经是比较严重的脊柱侧弯，错过了保守治疗的最佳时期，最终需要外科手术治疗。

每当我们看到一些就诊过迟的患儿时，只能扼腕叹息。团队总结数十年脊柱侧弯治疗经验，包括观察治疗、针对性体操训练、支具治疗和最后的手术治疗，从预防到治疗和日常注意事项，最终汇编成此书，凝聚了整个团队的力量。

本书主要内容包括：通过脊柱侧弯的故事和解剖知识，带您正确认识脊柱侧弯；如果发现脊柱侧弯，教会家长和孩子应该如何正确面对和治疗；目前公认的可靠的治疗方式及其特点；哪些患儿适合保守治疗，哪些患儿需要手术治疗；同时介绍目前社会上爱心人士为脊柱侧弯贫困患儿设置的公益基金。

全书经过 2 年多时间编写，对细节反复进行专家论证和文献证据查阅、核对，力求把全面的、准确的、开卷有益的知识带给读者。

希望本书可以让家长和患儿正确认识脊柱侧弯,消除一些不必要的疑虑;同时建立知识的桥梁,让医学专家和家长共同呵护儿童和青少年脊柱的健康成长。

王向阳

2023 年 6 月

第一章 概述

第一节 脊柱侧弯简史

1831年,法国文学巨匠雨果以教堂为背景创作了长篇小说《巴黎圣母院》,为这座古老的教堂增添了几分神秘色彩。但2019年一场突如其来的大火,将世界闻名的巴黎圣母院吞噬了,而更加令人痛惜的,则是敲钟人卡西莫多赖以生存的钟楼也倒塌了。卡西莫多是《巴黎圣母院》中的经典人物,因为躯体畸形,他从小就被父母抛弃,恰好被丢在了巴黎圣母院前。长大后的他外表丑陋异常,大腿与小腿七扭八歪,两个肩膀之间耸着一个偌大的驼背……似乎所有的不幸和丑陋都降临在了他的身上,但他的心地却极为善良,对爱斯梅拉达怀着一种高贵、圣洁的爱,为救心爱女郎舍生忘死。根据雨果对其成年后外貌特征的具体描述,可以推断出这位"钟楼怪人"应该有脊柱侧弯,并且非常严重,导致他的脊柱极度扭曲、胸廓旋转,引起背部畸形。

其实,脊柱侧弯是人类历史上最古老的疾病之一,追溯到公元前3500年,脊柱侧弯这一形象就已经出现在古代哲学、宗教、神话及传说的故事和图像中。在土耳其安塔基亚博物馆的一幅公元2世纪的马赛克画中,一位男子手持工具,背部隆起、身材矮小,很可能存在脊柱侧弯。

一、脊柱侧弯的非手术治疗历史

(一)牵引及按压治疗

在早期,了解和治疗脊柱侧弯的人寥寥无几,但人类对脊柱侧弯的认识和治疗措施的探索从未停止。在公元前5世纪,被西方尊称为"医学之父"的古希腊医生希波克拉底(Hippocrates,公元前460—公元前370)将医学发展为科学,使之与巫术和宗教分离开来,他也是第一个发明装置去实现牵引想法的人。在他的医学书籍中,第一次描述了脊柱侧弯。他认为脊柱侧弯是由于姿势不良造成的,而且通常随着骨骼的生长,弯曲不断加重,因此建议在特制的装置上进行纵向牵引,或辅助局部的压迫力量来治疗。一种方法是采用希波克拉底床进行平卧牵引:他让患者俯卧位躺在床上,用皮革绳绑缚患者两端,利用床两端的滚轮装置进行牵引,然后治疗师在患者背上用手按、臀坐或足踩,或使用一木板的一端插入墙中,形成一门轴样结构,然后施加压力于背上;另一种方法是采用希波克拉底梯进行悬吊牵引,患者系在木梯上,通过绳和滑轮调整人与地面的距离,然后对患者牵引,并摇晃震荡。具体做法是梯上面盖上皮革或亚麻布并系好,患者仰卧于梯上,绳绑缚好后,将梯升起,靠在房子墙上。

此后,另一位希腊医生盖伦(Galen,公元130—201),是继希波克拉底之后对脊柱方面做出主要贡献的人,对希波克拉底的思想和方法进一步探索。他对脊柱的解剖进行了深入研究,详细描述了椎骨和脊髓,并且第一次提出了"脊柱侧弯(scoliosis)"的概念,提倡继续使用希波克拉底倡导的纵向轴向牵引加脊柱按压的方法的同时,还尝试了用各种裹胸带和背心来控制脊柱侧弯。他还建议训练呼吸和大声唱歌来反复锻炼胸腔的肌肉来矫正脊柱侧弯。尽管牵引和按压治疗逐渐被证实没有效果,但使用牵引治疗脊柱侧弯一直延续到了 15 世纪，其间对脊柱侧弯的认识和治疗的探索处于停滞状态。遗憾的是，即使在当代社会，仍有人采用此朴素的方法来治疗脊柱侧弯。

（二）硬支具治疗

直到 16 世纪中叶，法国医生安布鲁瓦兹·帕雷（Ambroise Paré，1510—1590）最早认识并描述了先天性脊柱侧弯。他认为脊柱侧弯会随着生长弯度变严重，患者骨骼发育成熟后治疗措施就会失去治疗作用，因此除了使用牵引治疗外，他于 1564 年制作了第一个脊柱侧弯支具。这是一种带皮革内衬的金属支具，并建议每 3 个月为骨生长中的患者重新制作（图 1-1）。因此他被认为是使用支具治疗脊柱侧弯的先驱，为现代支具治疗奠定了基础。

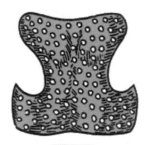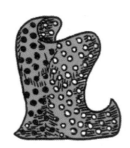

图 1-1　帕雷制作的第一个金属支具

随后，在 1768 年，法国医生弗朗索瓦·勒瓦彻（Francois LeVacher，1732—1816）介绍了一种在患者站立时进行牵引的桅杆式支具。该支具通过支架背面伸出杆子，向上与头帽连接悬挂而实现（图 1-2）。该支具第一次实现了人在直立状态下佩戴支具的同时进行牵引。1780 年，瑞士医生让·安德烈·韦内尔（Jean-André Venel，1740—1791）通过分析发现侧弯患者脊柱存在扭转和偏移，因此他将支具在纵向牵引的同时，局部使用压垫，产生一个水平作用的力来进一步矫正脊柱扭转和偏移（图 1-3）。在 19 世纪 80 年代的美国，技术的革新仍在继续,美国医生刘易斯·赛尔(Lewis Sayre,1820—1900)首先采用悬吊牵引下石膏背心固定,论文发表于1895年的纽约医学杂志。具体做法是让患者站立于垂直的三脚架下,悬挂患者的手臂,直到他们完全离开地面,此时患者的脊柱被拉直,矫正了脊柱侧弯和旋转,然后石膏固定。他的创新之处在于在脊柱石膏固定之前已经矫正了脊柱侧弯,该理念为现代儿童早发性脊柱侧弯的石膏治疗提供了基础。

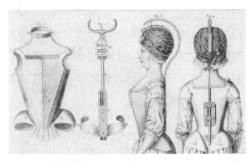

图1-2 勒瓦彻的带牵引支具

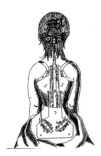

图1-3 韦内尔的内带压垫的支具

但上述方法的缺点也不少,如支具上行牵引术很不方便,而且当时设计的支具或石膏治疗影响胸廓发育,肺发育受到损害,影响呼吸等。到20世纪中叶,随着对脊柱侧弯认识的深入,为尽可能克服上述缺点,学者们设计了一些新的支具。1945年美国的沃尔特·布朗特(Walter Blount,1900—1992)和阿尔伯特·施密特(Albert Schmidt)介绍了密尔沃基(Milwaukee)支具,从颈部延伸到骨盆,由一个骨盆带和一个颈环组成,通过支具前后的金属杆连接,金属杆可延长躯干长度,利用"三点原理",结合使用各种作用垫特别是后外侧压垫,对肋骨隆起部位施压,从而达到矫正作用(图1-4)。

由于密尔沃基支具没有全覆盖胸部,因此对胸廓发育影响少,心肺功能影响少,矫正治疗效果颇佳,由于颈托比较影响美观和舒适感,患者在心理上很难接受颈托存在,所以临床中应用受限。不过如患者侧弯位置高,在上部胸椎或影响到颈椎,也只能用这种支具来治疗。但大多数患者侧弯位置位于中、下胸椎或腰椎区域,支具高度只需达到腋下即可,因此人们相继设计了多种腋下型的支具,这些支具的特点是尽量避免或减少对胸廓和心肺功能的影响。经典的包括威尔明顿(Wilmington)支具(1969,Dean MacEwen)、波士顿(Boston)支具(1972,John Hall和William Miller)、查尔斯顿(Charleston)支具(1979,Frederick Reed和Ralph Hooper)、色努(Chêneau)支具(1979,Jacques Chêneau)和普洛威顿斯(Providence)支具(1992,Charles d'Amato和Varry McCoy)(图1-5),这些支具都可穿在衣服里面,患者能够接受,且每种支具各有其特点及适应证,由医生来选择,应用较广泛。

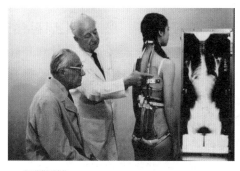 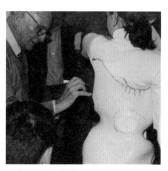

图1-4　布朗特和施密特制作的密尔沃基支具　　图1-5　色努(Chêneau)支具属于腋下型

(三)软支具治疗

硬支具像一个贝壳,患者在日常佩戴并不舒适。由此人们想到软支具矫正脊柱侧弯是否可行。其实早在1876年菲舍尔(Fischer)就描述了软支具来治疗脊柱侧弯,该支具由几片强有力的弹性条带组成,捆绑时过肩部,并向对侧牵拉,可以纠正脊柱侧弯并保持脊柱稳定(图1-6)。这种软支具可能较硬支具减少患者的不适感。1904

年德国医生阿尔弗雷德·尚茨（Alfred Schanz，1868—1931）出版了一本书，作者详细描述了各种软支具及软硬结合的支具治疗脊柱侧弯，书中较多的软支具由菲舍尔（Fischer）设计（图1-7，图1-8）。但随后大家发现软支具可控性比较差，对矫正脊柱侧弯的效果较硬支具差，而逐渐被冷落。

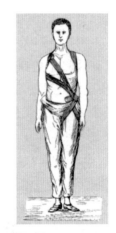

图1-6 菲舍尔早期描述的软支具

（四）姿势和矫正训练

通过保持良好姿势和各种运动来治疗脊柱侧弯也有很长的历史。在很长一段时间内，脊柱侧弯被认为是姿势不对或书包太重等刺激产生的，因此保持良好姿势被认为有治疗和预防脊柱侧弯的作用，甚至有学校请骨科矫形医生设计上课桌椅来预防脊柱侧弯。在1835年英国医生爱德华·达芬（Edward Duffin，公元1800—1874）曾有描述，通过改进桌椅，使学生下意识保持挺直的坐姿（图1-9）。还有一种观念认为脊柱产生侧弯还可能与脊柱肌肉力量弱、不对称有关。期望通过力量及平衡训练达到增强肌肉力量和身体平衡来治疗脊柱侧弯。因此在19世纪的德国和法国，出现较多专门提供这种矫正训练的场所，并提供相关设备。随后在20世纪40年代和50年代期间，这种矫正训练方法得到进一步发展，在德国和苏联，所有角度达到60°至70°的侧弯患者被送往专门的机构进行治疗。在这些训练方法中，影响最大的应该是德国的卡塔琳娜·施罗斯（Katharina Schroth，1894—1985）的方法，她通过一些针对性的姿势矫正、呼吸模式训练和镜子辅助下的体操训练，从而实现脊柱侧弯的矫正。但随后证明，这些训练方式对这种角度较大的侧弯效果并不理想，对柔软性好的小儿或青春前期轻、中度特发性脊柱侧弯可能取得良好疗效。

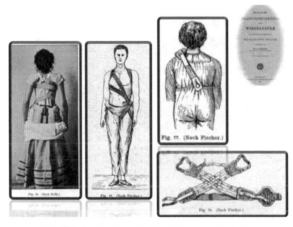

图1-7 尚茨书中描述的各种软支具

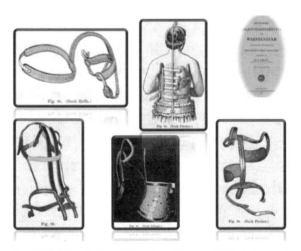

图1-8 尚茨书中描述的各种软和硬结合的支具

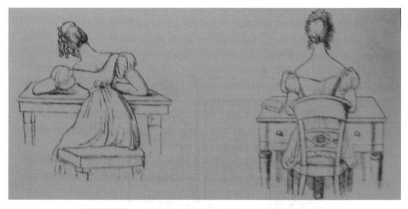

图 1-9　达芬描述改造桌椅,保持良好姿势

从上述脊柱侧弯保守治疗历史中,可以看出在 19 世纪以前,多数人认为脊柱侧弯是由姿势不良、肌肉力量弱及身体不平衡引起,治疗方式以牵引、支具治疗、纠正姿势和矫形体操训练为主。如今,虽然人们对脊柱侧弯病因学、自然史及生物力学等的认识有了深入了解,仍有超过 80% 的患者找不到特殊的原因,这种情况常被称为"特发性脊柱侧弯",也就是说原因不明。已知的能够引起脊柱侧弯的疾病包括先天性脊柱侧弯、神经疾病、遗传疾病及其他原因。但背书包、不良姿势、搬运重物、体育运动并不是脊柱侧弯的致病原因。

长期的临床实践证明,支具治疗是非手术治疗中最主要和最可靠的方法,可有效控制早期脊柱侧弯的进展,特别是对特发性脊柱侧弯,达到避免手术的目的。针对性矫正训练的作用原理是通过选择性地增强脊柱维持姿势的肌肉力量,使脊柱旁的肌肉力量达到平衡,以达到治疗目的,因此对于柔软性好的小儿或青春前期轻度特发性脊柱侧弯,针对性矫正训练可能达到良好的治疗效果;矫正训练还可作为支具治疗的一种必要的辅助手段,可防止长期戴支具引起肌肉萎缩等改变。没有证据表明单纯采用牵引、针灸、拔火罐、按摩推拿、电刺激等治疗方法对脊柱侧弯有效。背书包和不良姿势不是脊柱侧弯的致病原因,因此采用佩戴矫姿带等改善姿势的方法来治疗真正的脊柱侧弯也是无效的。

二、脊柱侧弯的手术治疗历史

19世纪开始,外科医生们试图尝试使用手术治疗脊柱侧弯。1839年法国医生朱尔斯·格林(Jules Guerin,1801—1886)报道了第一例治疗脊柱侧弯的手术方法,他认为脊柱侧弯的发生与脊柱旁肌肉的异常收缩,肌肉力量不平衡有关,因此采用经皮下切断脊柱旁肌肉及其腱性组织,并加用支具固定治疗脊柱侧弯,并声称该手术在他的50名患者中取得了成功,但受到了他同事约瑟夫·弗朗索瓦斯·马尔加涅(Joseph Francoise Malgaigne,1806—1885)医生的质疑,他对格林的20例病例进行随访,发现结果并不太令人满意,这场学术争论还上了法庭,最终格林失败,并在法国失去了工作。事后马尔加涅曾对此事做了以下评论:"知道该做什么很重要,但知道不该做什么同样重要",这也是今天医生手术治疗脊柱侧弯时仍需要思考的问题。

脊柱侧弯常伴脊柱扭转,导致一侧肋骨隆起,像驼峰,影响美观。因此1889年,德国医生理查德·沃尔克曼(Richard Volkmann,1830—1889)第一次切除隆起的肋骨治疗脊柱侧弯并在柏林的一次会议上报道,在第1例患者的背部凸起部位切了3根肋骨,第2例患者切了7根,这是医学史上第1例针对骨性结构的脊柱侧弯矫正手术,这种手术可能会改善外形,但随访结果知之不多,脊柱本身的弯度仍然存在。1895年11月8日,德国物理学家威廉·康拉德·伦琴(Wilhelm Conrad Röntgen,1845—1923)意外发现X射线,并能显示人体骨骼,此后应用于骨科摄片,其本人也因为发现X线而获得诺贝尔奖。X线片照相技术的发展可以说是医学史上最重要的进步之一,使人们对脊柱侧弯有了划时代理解。X线片上角度大于10°的脊柱弯曲被定义为脊柱侧弯,具体的角度和脊柱形态还可以直观地显示脊柱的弯曲程度、进展情况以及客观评估治疗效果,推动了脊柱侧弯治疗的发展(图 1-10)。

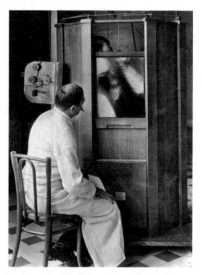

图 1-10　伦琴发明 X 线片应用于骨骼拍片

此后的大部分脊柱侧弯的手术治疗工作源于对结核病的治疗。从 19 世纪末到 20 世纪初,结核病在西方国家大流行,很多患者的脊柱感染了结核,脊柱被破坏,产生驼背,一些医生认识到,脊柱被破坏后,必须植入金属内固定来稳定。1891 年美国医生贝特霍尔德·哈德拉(Berthold Hadra,1842—1903)第一次以金属植入物钢丝把脊柱的棘突固定起来。接着,在 1902 年,德国医生弗里茨·兰格(Fritz Lange,1864—1952)在此基础上使用钢质棒和钢丝,从脊柱棘突两侧进行固定,固定力量比单纯使用钢丝强,此后应用于脊柱侧弯(图 1-11)。脊柱棘突固定虽有一定稳定作用,但固定力量比较弱。随后,学者们又认识到要想得到长期的脊柱稳定,必须将脊柱的每块骨头融合在一起。1911 年美国医生弗莱德·艾比(Fred Albee,1876—1945)在患者小腿的胫骨上凿取一部分骨头,放在劈开的脊柱棘突内,期望将这一段脊柱融合成一体(图 1-12),并逐渐将该方法用于脊柱侧弯治疗。1914 年,美国医生罗素·希伯斯(Russell Hibbs,1869—1932)发明了一种脊柱融合方法治疗脊柱侧弯(图 1-13)。具体做法是患者术前牵引,手术中将脊柱后方打开,将脊柱背面的部分骨头摘下来,然后放回去,术后使用石膏床或石膏背心固定患者身体,需要 6～12 个月维持矫形,有利于脊柱融合,但随访发现 2% 的患者死亡,25% 患者仍需要再次手术。上面两组脊柱融合方法由于缺乏有效的内固定,需要长期石膏固定和卧床休息,患者住院时间很长,有些患者身体弯曲矫正也不满意,有些患者骨骼没有融合,拆除石膏后身体又弯了,甚至有些心肺功能较差的患者不能耐受石膏固定。为此,一些医生在探索采用金属内固定将脊柱矫正得更直一点,减少对石膏床或背心的依赖,手术后患者能早一点活动。

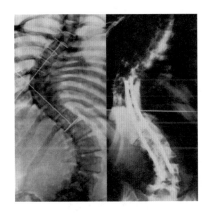

图1-11　兰格的棘突固定治疗脊柱侧弯

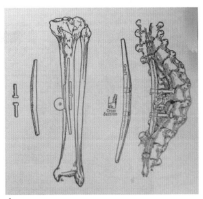

图1-12　艾比脊柱融合方法

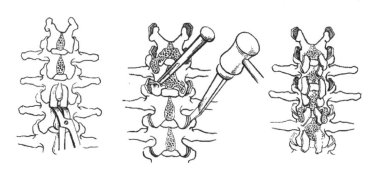

图1-13　希伯斯脊柱融合方法

　　前面已经介绍两位医生采用金属内固定物将脊柱的棘突固定起来的方法,但这种固定力量很弱,因此如何设计矫正效果更强的内固定器成为了摆在医师面前的问题。1955 年, 英国医师弗朗西斯·艾伦(Francis Allan, 1900—1975)报道了一种中间螺纹套筒、两端"Y"形分开的撑开器, 将撑开器放置在脊柱的凹侧, 两端的"Y"形插入椎体与横突的交界处, 然后撑开, 并在横突之间植骨, 术后不用石膏, 其目的在于迅速有效地矫形固定, 但固定和矫正的力量也不强, 术后效果矫正角度小, 对角度大的侧弯作用不大(图 1-14)。

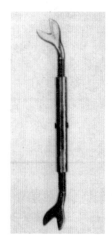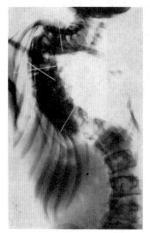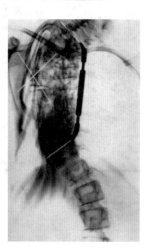

图 1-14 艾伦方法治疗脊柱侧弯

后来, 波兰医生亚当·格鲁卡(Adam Gruca, 1893—1983)认为脊柱侧弯患者存在肌肉力量不平衡, 他用弹簧固定弯曲的凸侧的横突或肋骨进行压缩, 相当于增加了凸侧的肌肉力量, 严重的患者同时行凹侧撑开, 但术后长期效果也不理想(图 1-15)。在这期间, 美国医生保罗·哈灵顿(Paul Harrington, 1911—1980)也试图寻找一种既能提供内在稳定又能起到矫形作用的内固定器, 并于 1955 年研制设计具有里程碑意义的矫形固定系统。哈灵顿内固定系统主要由带螺纹的棒和钩组成, 在侧弯凹侧用棒撑开, 凸侧用棒压缩。它的意义在于该固定器较既往的内固定器更加具有力学稳定性, 且矫正侧弯能力强,因此增加了脊柱骨融合概率(图1-16)。哈灵顿系统基于在脊柱侧弯矫形历史中的功绩,被称为"第一代脊柱内固定系统"。然而它也存在一些不容忽视的问题,如固定强度仍不能满足脊柱矫形和稳定的要求、有时钩的固定部位有松动脱出、直棒与脊柱生理曲度不符导致术后背部变平而带来的后遗症以及术后需要佩戴石膏和支具等。

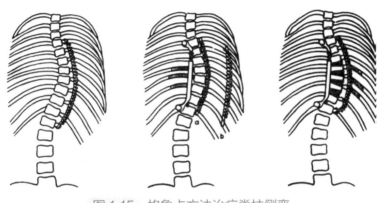

图1-15 格鲁卡方法治疗脊柱侧弯

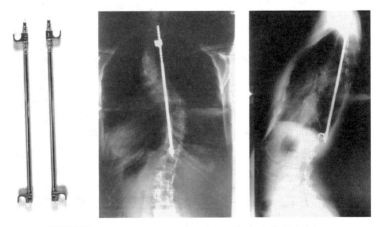

图1-16 哈灵顿研制的哈灵顿系统治疗脊柱侧弯

此后一段时期,也有医生考虑能否从脊柱前面进行手术矫形。1969 年,澳大利亚医生艾伦·德威尔(Alan Dwyer,1920—1974)报道了前路脊柱内固定系统治疗脊柱侧弯。该系统应用特殊设计螺钉,螺钉尾部有个较大的孔,可以通过柔软的钢缆,然后进行节段间加压(图 1-17)。术后发现脊柱侧弯矫正效果尚满意,但是腰椎固定后容易产生后凸,且后期侧弯矫正角度丢失及金属缆断裂发生概率高。为了预防出现这种情况,1976 年,德国医生克劳斯·齐尔克(Klaus Zielke,1931—2016)报道了改良的德威尔(Dwyer)系统,用钢棒替代钢缆,使之既有坚强的固定作用,又有去旋转恢复生理弯曲的作用(图 1-18)。前路由于入路解剖结构较后路复杂,并发症多,比后路的应用少得多,大多数医生还是考虑从后路手术。1973 年,墨西哥医生爱德华多·卢克(Eduardo Luque)考虑到哈灵顿棒只有上下两个固定点,不稳定,采用椎板下钢丝增加哈灵顿棒的固定点,从而将哈灵顿棒两点固定发展为多点固定,结构更稳定,矫正效果更好,术后不需要石膏外固定。后来他发现棒并不需要金属钩来固定,因此用

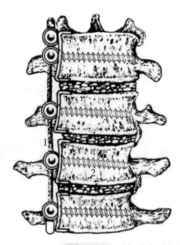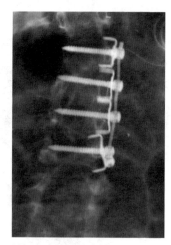

图 1-17　德威尔前路系统治疗脊柱侧弯

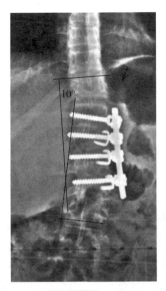
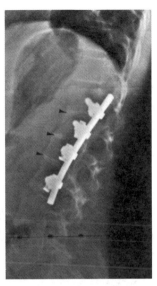

图 1-18　齐尔克前路系统治疗脊柱侧弯

"L"形光滑的卢克棒代替哈灵顿棒,该系统被称为"第二代脊柱内固定系统"（图 1-19）。此后一段时间,较广泛地用于治疗脊柱侧弯。但缺点是椎板下穿钢丝容易发生神经损伤,甚至有瘫痪的报道。

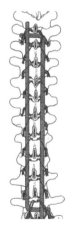
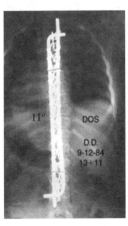
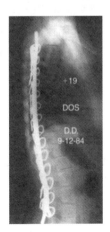

图 1-19　卢克棒系统治疗脊柱侧弯

随着解剖学和生物力学研究的深入,人们认识到脊柱侧弯是一种三维的畸形,而前两代矫形系统最多只能达到"二维矫形"。为此,1984年,法国伊夫·科特雷尔(Yves Cotrel,1925—2019)和让·杜布塞特(Jean Dubousset,1936—?)研制CD系统,可以在脊柱上放置多个钩,既能产生加压又能撑开的多钩固定系统,可附加横向连杆,增加系统稳定性(图1-20)。这一设计在多点固定的基础上,又能达到"三维矫形"。它的出现使侧弯的矫形进入了"三维矫形"的新时代,人们将它称为"第三代脊柱内固定系统"。

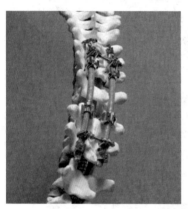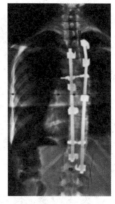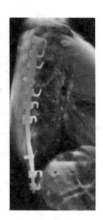

图1-20　科特雷尔和杜布塞特研制CD系统

　　尽管CD系统对脊柱侧弯矫形功勋卓著,但是它本身仍存在设计上的缺陷,如部件多、体积大、覆盖植骨床、需要横杆、对固定强度和脊柱扭曲矫形仍存在不足。为了弥补这些缺点,1989年温州医学院附属第二医院(育英儿童医院)的池永龙教授(Yonglong Chi,1945—2017)首次在中、上胸椎的椎弓根植入螺钉,并与棒相结合,应用于脊柱侧弯的矫形,避免在中上胸段使用钩结构,使脊柱侧弯的矫形又登上了"三维矫形、三维固定"这一新阶段(图1-21)。其间,韩国苏克(SUK)教授来中国学术交流,在一次会议上目睹了池医生的技术,会后与他进行了深入交谈并深受启发。回韩国后苏克教授在此基础上进行了植钉密度更高的椎弓根螺钉固定,甚至全椎弓根螺钉固定治疗脊柱侧弯,并提出了椎体去旋转技术(图1-22)。如今脊柱后路的椎弓根螺钉固定矫形治疗脊柱侧弯已成为标准术式,广泛应用。

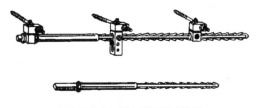

经椎弓根多钉固定撑压器结构图

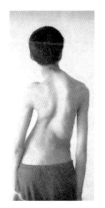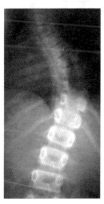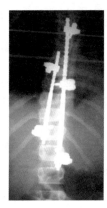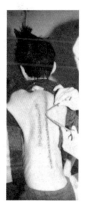

图1-21 池永龙医生研制的椎弓根螺钉系统

脊柱矫形外科手术技术、导航技术、3D打印技术及术中神经监护的发展,对保护手术患者的安全有着重要的意义。但人类对脊柱侧弯认识和治疗技术的不断发展演变,有赖于相关学科的发展,过去有些认识和技术在现在人看来非常荒谬,但在当时的环境下又是合理的。其实,现在很多人的认知还是和前人一样朴素,仍采用过去的牵引等方法治疗,这些都不利于脊柱侧弯的规范治疗,因此亟须了解治疗这种疾病的历史经验,以避免一些错误的认识和治疗方

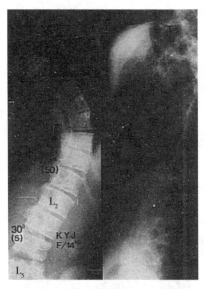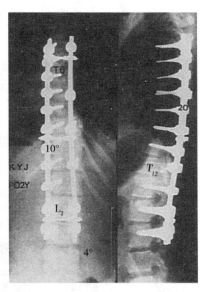

图1-22　苏克医师增加了椎弓根螺钉数量

法。至今，脊柱侧弯领域仍有很多问题值得后人去探索，发展历程告诉我们，有些理论和新技术的创立，往往被创立者的热情、对自身成功的评价所欺骗，其实际的成就与现实相差甚远，这就要求医生们对理论和治疗方法的创新要谨慎。同时，也建议医生们积极开展科普宣传，提高大众对脊柱侧弯的认识。

（王向阳）

第二节　带您了解正常脊柱的结构

一、正常脊柱的构造

很多人对脊柱的认识停留在"主心骨"水平，并不了解脊柱构造及其在人体中起到的作用。脊柱由椎骨、椎间盘和韧带等结构连接而成，四周由肌肉附着支撑脊柱平衡，是人体的重要"脊梁"，起着支撑体重、减震、保护内脏器官和运动中枢等作用。脊柱按不同位置，从上到下划分成四部分：颈椎、胸椎、腰椎和骶尾椎（图 1-23）。

脊椎骨从颈椎到腰椎逐渐增大，在骶尾椎部分逐渐减小。脊椎骨大致包括前后两部分，椎骨前部分和椎间盘一起承担约 70% 体重，前、后部分之间形成椎管容纳脊髓和马尾神经。人体的 31 对脊神经从脊柱穿出，包括 8 对颈神经、12 对胸神经、5 对腰神经、5 对骶神经和 1 对尾神经，神经纤维分布到骨骼肌、心肌、平滑肌和腺体，支配控制肌肉收缩和腺体的分泌。

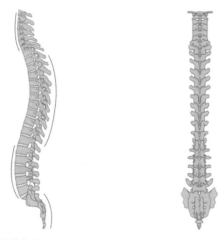

图 1-23　正常脊柱生理弯曲和整体形态

正常情况下，从正面和后面看，脊柱基本上是直的，虽然不一定完全笔直，但不会有明显的弯曲（图 1-23）。如果从侧面看，正常脊柱存在着 4 个生理弯曲，在自然状态下，颈椎、腰椎向前凸，胸椎、骶椎向后凸，类似"S"形弹簧，椎骨之间有椎间盘，这些结构特点在外力冲击下极大程度起缓冲作用以保护脊髓、大脑等。

二、脊柱平衡与帆船原理

脊柱起到支撑、维持身体平衡的"顶梁柱"作用,还承担传递负重功能,它并不是孤军奋战,得力助手——周围肌肉、韧带功不可没。脊柱周围肌肉、韧带附着在脊柱表面,协调增强其稳定性,起到支撑、保护、调节脊椎平衡作用。如果说脊柱是帆船的桅杆,周围的肌肉韧带就是扬帆的缆绳,没有缆绳的帮助,桅杆无法保持直立、平衡,帆船亦无法前行(图 1-24)。

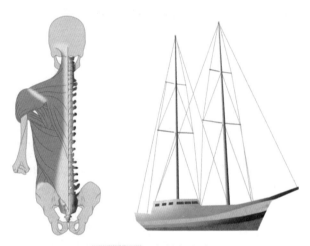

图 1-24　脊柱与帆船

三、椎间盘有什么作用?

椎间盘位于椎骨之间,由位于中央的髓核组织、外周纤维环和上下终板等多种结构组成。纤维环韧性强,髓核组织含水量丰富且富有弹性,能抵抗压力,起到缓冲减震作用。椎间盘就像轮胎,纤维环(外胎)包裹髓核组织(内胎),如果纤维环破了,髓核组织会突出,功能也会受到影响,还会压迫神经;髓核组织老化犹如内胎漏气,被压缩、弹性差,不能起到支撑、缓冲作用,还会通过破损的纤维环突出(图 1-25)。

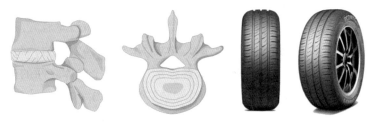

图 1-25 椎间盘的结构就像轮胎

 关键信息

1. 脊柱由多种结构组成,从正面看基本是直的,从侧面看则存在 4 个正常的生理弯曲。

2. 脊柱旁的肌肉具有维持脊柱平衡的重要作用。

3. 椎间盘能抵抗压力、缓冲减震。

(陈教想　杨新东)

第三节　带您了解脊柱和肺脏的发育过程

从四肢爬行的猿变成直立行走的人是一个飞跃,直立行走意味着视野更加开阔,也促使大脑愈加发达,与此同时骨骼和肌肉的原有结构和功能也会发生相应改变。直立起来的人,脊柱形态变成了竖直方向的层叠样结构,承受了人体几乎所有的重量,越到下方承受的压力越大。

因为曲线比直线柔和且富于变化,人们把曲线所产生的美感称为曲线美。人体曲线是一种视觉艺术,被称为曲线美的代表,而脊柱更是如此。从侧面看,可以发现脊柱有 4 个生理弯曲,即颈曲、胸曲、腰曲和骶曲。颈曲、腰曲凸向前方,胸曲和骶曲凸向后方,这些生理弯曲使脊柱如同一个大弹簧,增加了缓冲震荡的能力,加强了稳定性,尤其是在跳跃或转体等各种运动时,两个椎体之间的椎间盘可吸收震荡的冲击力,防止颅骨和脑部受到损伤。

　　然而这样优美的曲线并不是一出生就有的,因为受到空间限制,宝宝在妈妈子宫里的时候,必须卷曲着幼小的身躯,脊柱被迫呈现出一条单调的弧线,来自胸椎后弯和骶骨后弯形成的向后弯曲,这两个弯曲可以最大限度地扩大胸腔和盆腔容量,以便尽可能让里面的脏器得到充分的发育。

　　宝宝出生后身体自然舒展,柔软的脊柱也同时打开,整条脊柱曲线的弧度变小,颈部开始呈现稍向前的弯曲。直到出生 3 个月左右,随着宝宝有抬头等动作,使得颈部及背部肌肉得到强化,形成了永久性向前弯的颈曲,颈曲的形成有利于保持头颅在躯干上的平衡。当宝宝出生 6 个月左右时,大多数时间可以不用任何支撑就能单独坐着,这时胸椎后弯就会显得更加明显,并随着年龄的增大逐渐固定。到 1 岁以后,宝宝开始蹒跚学步,脊柱又会形成前弯的腰曲,以帮助身体在骶部以上直立。这样脊柱就出现了人类所特有的4 个弯曲:两个原发后弯(胸曲和骶曲)和两个继发前弯(颈曲和腰曲)。其中胸椎的后弯是由于胸椎椎体前窄后宽的结果,而颈部的继发前弯,主要是由椎间盘的前宽后窄来构成的,其椎体则前后等高或前方稍矮。因此可以说,脊柱曲线不仅优美,而且实用,它的出现是与人类直立姿势相适应的。虽说宝宝 1 岁左右就会形成这几个生理弯曲,但只有到了 6 至 7 岁这些弯曲才会固定下来;同时脊柱的长度也在增长,在 5 岁时达到65% 左右,在 10 岁时达到80% 左右;

直至18岁成年时,脊柱的弯曲和长度才完全发育成熟(图1-26)。

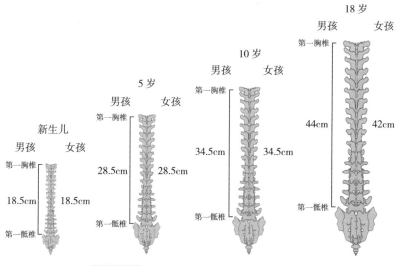

图1-26　从胎儿期到成人期脊柱发育

　　脊柱与肋骨、胸骨组成胸廓骨,对保护胸腔脏器起了重要作用。因此脊柱侧弯不仅影响美观,影响脊柱的承重和传递功能,还会影响邻近器官的发育,肺就是一个最典型的例子。

　　肺像一棵倒置的树,气管就像树干,支气管和细支气管就是分杈的树枝,而最末梢的肺泡则像一片片的树叶,是人体呼吸时进行气体交换的主要场所。肺泡的形状像一簇簇气球,由肺泡上皮细胞组成,并在胎儿25周左右开始逐渐发育成Ⅰ型和Ⅱ型两种类型的肺泡上皮细胞,各有各的功能。胎儿32周左右肺泡结构和功能基本形成,因此胎龄越大,肺泡功能越完善,呼吸功能也越成熟。肺泡不仅形状上像气球,也像气球一样容易"受伤"。胸廓就是保护肺泡免受伤害的"保护伞",而我们的脊柱则是这把"保护伞"的"伞柄"。

出生后到 2 岁左右,肺泡及其周围的血管等组织以不同的速度
生长发育,在婴儿早期以肺泡数目增长为主,而之后则以增加肺泡
容积为主。无论是肺泡数目的增长还是容积的增加,胸廓这把"伞"
的大小也要相应的调整。一般来说,正常胸廓容积的发育在 5 岁
左右达到 30%,10 岁左右达到 50%,直至 18 岁成年时达到 100%
(图 1-27)。肺泡或胸廓的发育异常,会影响"伞柄"的挺直程度。

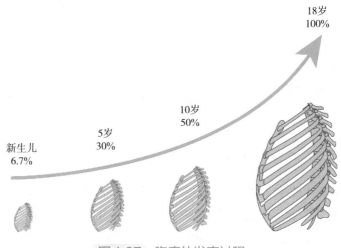

图 1-27　胸廓的发育过程

脊柱并非坚不可摧,除了上面谈到的肺泡、胸廓发育异常会影
响脊柱形态,遗传基因、营养不良、日晒不够、心脏疾病等原因也可
能会引起脊柱和肋骨的发育障碍。反过来,"伞柄"弯曲也会影响周
围脏器的结构和功能。有的重度脊柱侧弯甚至可以导致孩子呼吸
困难,影响学习和生活,最后到医院检查才发现孩子不仅有严重的
侧弯,肺脏的通气功能也出现异常,心功能也受到了影响,手指和脚
趾如同"棒槌"一样,说明已经引起了严重的缺氧。

所以说,脊柱对人体是如此重要,但又容易受到伤害。人类直

立运动已有 300 万～500 万年的历史,但脊柱仍不能完全适应人们所有的需求,还需要大家共同的保护。

关键信息

1. 正常脊柱的生理弯曲在 1 岁左右初步形成,在 6 至 7 岁时固定下来。

2. 正常脊柱的长度在 5 岁时达到 65% 左右,在 10 岁时达到 80% 左右,直至 18 岁成年时逐渐发育成熟。

3. 正常肺泡的发育,从出生到 2 岁左右以数目增长为主,而 2 岁至 10 岁则以容积增加为主,直至成人停止增长。

4. 正常胸廓容积的发育,在 5 岁左右达到 30%,10 岁左右达到 50%,直至成年时达到 100%。

（苏苗赏　张海邻）

第二章

脊柱侧弯的认识

第一节　脊柱侧弯的孩子也能有精彩人生

脊柱侧弯其实很常见，但绝大部分侧弯其实并不严重，不会明显影响孩子的日常生活，即使有部分需要治疗，未来也能像正常人一样生活、工作、结婚、生子，依旧可以去追逐自己的梦想，去赢得精彩的人生。不少明星和体育健将其实也曾患有脊柱侧弯！下面介绍几位患有脊柱侧弯但仍在自己所追求的领域取得辉煌成就的体育明星。

刘湘，1996年出生，中国游泳运动员，女子50m仰泳世界纪录保持者。提起中国女子游泳，人们第一时间想到的就是"洪荒少女"傅园慧；而另外一个，就是在微博上拥有超强人气，被称为"泳坛女神"的刘湘。其实刘湘的先天条件并不好，据网易体育报道，她患有先天性脊柱侧弯，刚到专业队训练时，在泳道里经常游偏，后来经过一系列治疗，终于可以游成直线。但后续的问题在日常训练中偶尔还是会显现出来，刘湘背部肌肉特别容易出现劳损，只能靠按摩和理疗来缓解。但这位泳坛女"战神"在面对侧弯时一点也不服输，她在2018年雅加达亚运会50m仰泳决赛当中，以打破该项目尘封9年之久世界纪录的方式，夺得了冠军，成为目前中国游泳史上仅有的两名世界纪录保持者之一。在 2020 年国际泳联冠军系列赛北京站中,她又以 24.03 秒的成绩获得 50m 自由泳冠军,并且打破了自己在 2017 年全运会上创造的亚洲纪录。

特雷西·麦克格雷迪,常称麦迪,1979 年出生,著名的美国职业篮球联赛(NBA)运动员。麦迪是"集万千宠爱于一身"的球星,他曾是两届 NBA 得分王,七次入选全明星赛,不仅如此,还创造过"35 秒 13 分"的神迹,在 2007—2008 年赛季帮助姚明所在队伍火箭队拿到 22 连胜,并在退役后顺利进入奈史密斯篮球名人纪念堂。然而大家都被他传奇的生涯和华美的身姿所"欺骗"了。麦迪自职业生涯开始,就曾被职业篮球医生诊断为患有轻度的先天性脊柱侧弯,这样异常的生理结构出现在一个职业篮球运动员身上,那几乎已经是给他判定了"死刑",医生曾告诉他只能在 NBA 打 4 年。麦迪的职业生涯一直被背伤缠身,这与其先天性脊柱侧弯有关。他为了延长自己的职业生涯,除了正常的训练外,还坚持可加强脊柱的肌肉锻炼,并成功打破限定在他身上的枷锁,在 NBA 这个篮球的最高殿堂坚持打了整整 15 年,展现了自己卓越的天赋,取得了傲人的成绩。

尤塞恩·博尔特,1986 年出生,牙买加短跑运动员,2008 年、2012 年、2016 年奥运会男子 100m、200m 冠军,男子 100m、200m 世界纪录保持者。2008 年开始,牙买加"闪电"从第一次创造百米世界纪录起,在 100m 比赛中只输了四次,职业生涯里,曾 147 次赢得了比赛冠军。2017 年 8 月 14 日,世界田径锦标赛结束了十个比赛日的争夺,赛后博尔特绕伦敦奥林匹克体育场 400m 跑道一周,正式宣布退役。博尔特的身体条件其实并不完美,他患有青少年特发性脊柱侧弯,根据法国《新观察家》周刊的一份资料,脊柱侧弯让他的身体重心偏右,右腿还比左腿短了 1.5cm。

他在早年的运动生涯中，由于对脊柱侧弯不太了解，每年都会因此受伤。但博尔特通过积极锻炼与脊柱护理，增强下背部和身体核心肌肉群力量，使脊柱侧弯不会影响他的运动和生活。对于身体的小缺陷，博尔特曾说："我感谢我的身体，脊柱侧弯、伤病、懒散、爱玩的天性，这些造就了我，我不是别人眼里的谁，我就是我自己。"由此可见，博尔特本人对于自己的脊柱侧弯是非常乐观的，并不把它当作自己路上的阻碍，对伤病的乐观态度以及自身的努力与天赋使得博尔特成为全世界跑得最快的人之一。

除了以上三位，还有著名演员谢琳·伍德蕾，在 15 岁时发现脊柱侧弯，戴支具两年；职业网球运动员詹姆斯·布雷克 13 岁时被诊断为脊柱侧弯，每天佩戴 18 小时支具一直到 18 岁；著名大提琴家马友友在 25 岁时做过脊柱侧弯手术……

这么多患有脊柱侧弯的明星，无论是艺术家、运动员、电影明星，都依旧能脱颖而出，更何况还有非常多的疑似患有脊柱侧弯因为未检查而没被发现，依旧正常生活的人们，可见脊柱侧弯其实并不可怕。患有脊柱侧弯的孩子，并不意味着他们不能参加体育运动，并不意味着他们不能追逐自己的梦想。让我们科学地看待脊柱侧弯，有时候不要过于关注侧弯本身，更要关注侧弯对于孩子心理上的影响，不要让孩子认为自己与别人不一样，是一个患者。只要遵循医嘱，无论是定期随访，还是支具或者手术治疗，孩子依旧可以像身边的朋友一样能跑能跳。

家长们要与医生一起参与到孩子们的治疗中，与孩子们共同努力消除脊柱侧弯对孩子心理上产生的负担。相信与脊柱侧弯战斗过的小勇士们，将来的人生道路一定会更加精彩！

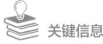

关键信息

1. 绝大部分脊柱侧弯的孩子可像正常人一样工作和生活。

2. 严重的脊柱侧弯孩子经过科学的治疗，也能像正常人一样工作和生活。

（施益锋　徐　晖）

第二节　如何检查孩子是否有脊柱侧弯？

2016 年一次脊柱侧弯的科普讲座上，笔者发现很多家长对如何判断孩子是否得了脊柱侧弯比较疑惑。

挺拔的脊柱固然可以让人感觉英姿飒爽，但我们首先需要改变我们的认知，并不是所有的脊柱都要像旗杆一样笔直，每一个人的脊柱总是有一定的曲度偏差，是自然界多样性的体现，因此自然才充满了美好。

但是有一些孩子在成长过程中，因为各种因素，脊柱会出现一定程度的侧弯。特别是在孩子 10 岁左右、青春期到来时，脊柱侧弯的发病率明显增加。我们建议学校老师和家长在这个时期给孩子们的脊柱进行一次简单的体检筛查。

临床上脊柱侧弯的确诊依靠 X 线片测量，角度 10° 及以上才是脊柱侧弯，少于 10° 属于正常范围内。但我们在观察孩子成长时，并不是一上来就拍 X 线片，而是先通过观察外表特征加以了解，比如：①两侧肩膀不等高；②两侧肩胛骨不等高；③女孩双侧乳房发育不对称；④腰部不对称，躯干向一侧偏移；⑤向前弯腰时一侧背部隆起（图 2-1）；等等。

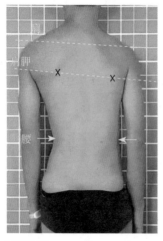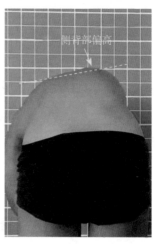

图 2-1　脊柱侧弯可以表现出外部特征,如两肩不等高,
肩胛骨不等高,躯干向一侧偏移,一侧背部隆起等表现

对于有些先天性脊柱侧弯,比如半椎体畸形等,孕期超声可以发现,如果孕期超声三维重建发现脊柱畸形,可带超声报告单向专业脊柱外科医师就医咨询。

对于婴幼儿患者,给孩子洗澡沐浴的家长最常看到孩子裸露的背部,也是最有可能发现孩子存在脊柱侧弯征象者。

等孩子稍微独立,自行洗澡穿衣后,家长可以在家里给孩子做一个初步检查,首先让孩子脱掉上衣、鞋子,采取自然站姿,双脚并拢,双肩放松,双目平视,双手自然下垂。准备好后,按照以下步骤,检查孩子背部两侧是否对称(图 2-2)。

其中,让孩子做向前弯腰的动作,又被称为前屈试验,即让孩子双腿伸直,缓慢向前弯腰至 90° 左右,双手放松自然下垂。此时,家长蹲下身从后面观察孩子的背部,正常人背部两侧基本上是水平、等高的,而脊柱侧弯孩子的背部会出现一侧偏高,表现为背部倾斜(图 2-3)。

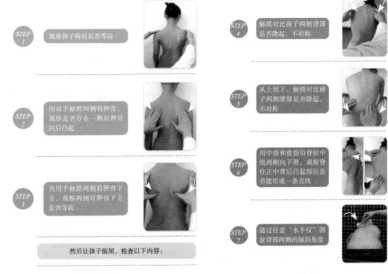

STEP 1　观察孩子两肩是否等高

STEP 2　用双手触摸两侧肩胛骨，观察是否存在一侧肩胛骨向后凸起

STEP 3　再用手触摸两侧肩胛骨下方，观察两侧肩胛骨下方是否等高

STEP 4　触摸对比孩子两侧背部是否隆起，不对称

STEP 5　从上到下，触摸对比孩子两侧腰部是否隆起，不对称

STEP 6　用中指和食指沿脊柱中线两侧向下滑，观察脊柱正中背部凸起部位是否能形成一条直线

STEP 7　通过任意"水平仪"测量背部两侧的倾斜角度

然后让孩子前屈，检查以下内容：

图 2-2　按步骤检查孩子背部两侧是否对称

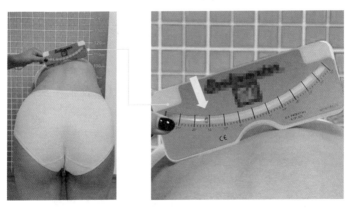

图 2-3　脊柱侧弯测量尺常用于测量背部倾斜角

　　为了测量这种背部倾斜的程度，医生们把向前弯腰时背部与水平线的夹角叫作"背部倾斜角"，角度 ≥ 5° 时提示可能有轻度脊柱侧弯（相当于 X 线片上 10° 左右的侧弯）。医生做体检时会使

用专用的脊柱侧弯测量尺来测量背部倾斜角。而在家中，如果有条件的话，家长可以使用手机自带的水平仪软件，测量孩子背部大概的倾斜角度。或者拍下孩子向前弯腰的背部照片，再用量角器测量。

最后，如果孩子有多项背部不对称的表现，怀疑有脊柱侧弯，则需到正规医院体检复查，必要时行脊柱全长位 X 线片检查，以便确诊。

 关键信息

1. 脊柱侧弯可疑的外部特征包括两肩不等高，肩胛骨不等高，腰部不对称，躯干一侧偏移，向前弯腰时背部一侧隆起等。

2. 前屈试验对于脊柱侧弯检查很重要，如果有条件测量背部倾斜角度 ≥ 5°，则提示有轻度脊柱侧弯的可能。

3. 疑似脊柱侧弯的孩子，最终需到正规医院行脊柱全长位 X 线片检查确诊。

（吴爱悯　王向阳）

第三节　怀疑有脊柱侧弯后该怎么办？

早发现、早诊断是治疗脊柱侧弯的关键。如果家长发现孩子外表特征有以下一些表现：比如两侧肩膀不等高，两侧肩胛骨不等高，女孩双侧乳房发育不对称，腰部不对称，躯干向一侧偏移，向前弯腰时一侧背部隆起等，那么我们就要考虑孩子存在脊柱侧弯的可能。

如果怀疑孩子有脊柱侧弯,最好的办法是到门诊请专业医师检查,看是否需要拍一张脊柱全长 X 线片(图 2-4)。按照临床标准,在正位 X 线片上找到最弯的一段脊柱,在其上端椎体的上缘、下端椎体的下缘各画一条横线,这两条线的垂线的交角就是侧弯 Cobb 角,角度 ≥ 10° 时才具有诊断意义(图 2-5)。如果诊断为脊柱侧弯,则要进一步弄清孩子的侧弯类型和程度,及早去专业的医院治疗,因为一般的医院治疗的脊柱侧弯患者较少,最好到治疗脊柱侧弯经验较多的医院就诊。

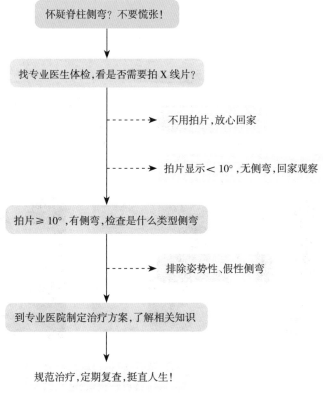

图 2-4 怀疑脊柱侧弯后该怎么办?

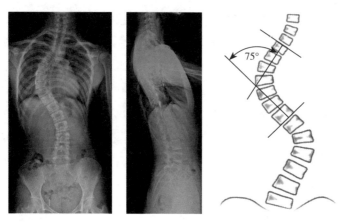

图 2-5 14 岁侧弯女孩脊柱 X 线片和 Cobb 角测量方法

比如这样一个 5 岁的小女孩,拍摄第一张脊柱 X 线片时姿势没有充分站直,结果显示她有"很明显"的脊柱侧弯(图 2-6)。但当家长把她带到我院的脊柱侧弯门诊复查后,脊柱科医生调整了小女孩的站姿后重新拍片,发现脊柱还是比较直的,测量角度远未达到 10°,这就是姿势性脊柱侧弯的一种,俗称"假性脊柱侧弯",我们首先要排除。对于这样小于 10° 的孩子,只需要回家端正姿势、正常运动即可。

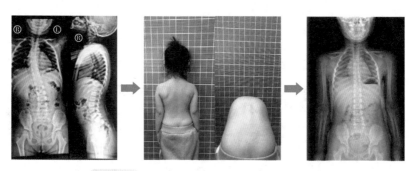

图 2-6 可纠正的姿势性、假性脊柱侧弯

如果真的确诊为脊柱侧弯,我们还需要判断是什么类型的侧弯。青少年脊柱侧弯常见的有特发性、先天性、神经肌肉性、综合征

性等等（详见本章第六节）。先天性脊柱侧弯是指患儿椎体发育异常出现结构畸形，进而引起脊柱侧弯，其发病率较低，占脊柱侧弯的1%；特发性脊柱侧弯是指找不到明确病因的脊柱侧弯，占侧弯人群的80%以上；还有一些脊柱侧弯常同时伴有内分泌及代谢系统异常、中枢神经系统异常或者肌肉软组织异常等。因此，除了X线片外，有些患者需要做脊柱磁共振等检查来判断是否存在神经或软组织等结构异常，以供医生综合评估并采取针对性的治疗。

对于早期的脊柱侧弯患者来说，可以采取保守治疗来控制侧弯的发展。常见的非手术治疗方法有支具治疗、针对性体操康复训练等，支具是最为有效的治疗方法。一般10°～<20°的特发性脊柱侧弯不需要治疗，进行严密观察即可，如果随访发现角度略有增大，可以进行针对性矫正训练。对于20°～45°的特发性脊柱侧弯，且孩子骨骼未成熟，应立即进行支具治疗以控制侧弯进展，有效率达80%以上，支具搭配针对性矫正训练的治疗效果可能更佳。

对于超过45°的脊柱侧弯，或者某些进展风险很大的先天性、神经肌肉性侧弯，支具治疗很难达到矫正的效果，这时多需进行手术矫正治疗。手术治疗一般能使患者的畸形得到较好矫正，比如胸背部隆起变平、双肩不等高纠正、躯干倾斜修正等；其次由于弯曲脊柱的变直矫正，整个脊柱也会变长，术后患儿的身高见长。脊柱侧弯矫形的手术风险主要包括侧弯矫正过程中脊髓、神经以及周围重要血管损伤的风险，全麻的风险等，但随着现代矫形技术发展以及神经电生理的有效监测，目前手术一般比较安全。由于进行侧弯手术需要固定融合侧弯的脊柱，如在腰段固定，术后有些患者脊柱的活动度会受到一定程度的影响。

综上所述，脊柱侧弯是完全可以治疗的，家长不需要焦虑。孩子检查发现脊柱侧弯，有的家长第一反应就是唉声叹气，责怪孩子平时姿势不端正、整天玩手机；还有的家长过多地与孩子谈论病情的危害,反而加重了孩子的心理负担。

此外,一旦诊断有脊柱侧弯了,家长要重视孩子的心理疏导。脊柱侧弯多发于生长发育期的未成年人,身体上的变化容易引起心理上的影响,严重的会形成孩子成长的阴影。我们要让孩子明白脊柱侧弯是可以治疗的,不管是支具保守治疗还是手术治疗,都可以获得和正常人一样的生活。同时要多鼓励交流,消除孩子的恐惧心理,让孩子保持积极乐观向上的生活态度。

 关键信息

1. 怀疑孩子脊柱侧弯,要到正规医院就诊。

2. 脊柱正位 X 线片上测量脊柱侧弯 Cobb 角 10°以上者才能诊断为脊柱侧弯。

3. 脊柱侧弯是完全可以治疗的,家长不需要焦虑,以免加重孩子的负担。

4. 家长要做好孩子的心理疏导,鼓励孩子,消除孩子的恐惧心理。

(季　伟　滕红林)

第四节　怀孕发现宝宝脊柱异常该怎么办?

胎儿脊柱畸形是胎儿畸形中常见的类型。同时,越来越多的家长关注到孕期胎儿脊柱畸形。家长要了解孕期的注意事项,保障胎儿脊柱正常发育,减少脊柱畸形的发生。那么家长应该如何预防胎儿脊柱畸形?做产前检查超声发现胎儿存在着脊柱异常,又应该怎么办?那么,现在就让我们一起来了解一下胎儿脊柱畸形相关的知识。了解胎儿脊柱畸形的病因、表现和诊断等有助于更好帮助家长预防和处理相应的情况。

一、孕期胎儿脊柱畸形的主要类型

先天性脊柱畸形发生的原因甚多,可能与遗传、环境、食物、药物、微生物感染、烟酒等有关。胎儿脊柱畸形,最多见的为先天性脊柱裂,分显性脊柱裂以及隐性脊柱裂。脊柱裂是指容纳神经的椎管因发育畸形不能闭合(孕3～4周),可伴有脊膜膨出,也可因为脊椎裂处的皮肤、皮下组织及硬脊膜受损引起脑脊液的流出,部分患者出现较严重的并发症(图 2-7)。

椎体畸形也属于相对多见的类型,可单发或多发,脊柱结构生长受影响,导致胎儿发育过程中出现脊柱侧弯或后凸。如 图 2-8 所示,椎体畸形主要分三类:①椎体形成障碍,正常椎体为矩形,排列有序,如果某椎体只形成一半,三角形的"半椎体"夹在正常椎体之间,就会导致脊柱倾斜、侧弯;②椎体分节不全,如果几个椎体的一侧异常连接在一起,没有分开,这一侧脊柱就难以生长,而它对侧的脊柱仍自由生长,就会导致脊柱侧弯;③混合型,当半椎体和椎体分节不全同时存在,更容易脊柱侧弯。既往研究显示活产婴儿中该病的发生率达 0.1% 左右,往往是出生后体检或者出现侧弯后拍片发现。

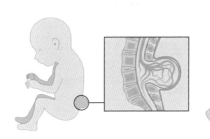 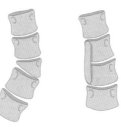

图2-7　脊柱裂示意图　　　　图2-8　椎体畸形示意图

二、胎儿脊柱畸形诊断方法

胎儿超声和胎儿磁共振技术的出现以及发展提高了孕期先天性胎儿脊柱畸形的诊断和治疗水平。孕 18～24 周的胎儿超声检查可以发现大部分明显的先天畸形（图 2-9）。尤其是对于多发半椎体畸形，脊柱自然生理曲度明显异常，胎儿超声以及胎儿磁共振较易诊断。对于隐性脊柱裂和单发半椎体畸形，单纯的二维超声影像模式甚至是磁共振在空间结构分辨方面有限，有时无典型影像学表现，可能不易被发现。大多数显性脊柱裂有典型孕期影像学表现，且血清甲胎蛋白浓度升高，胎儿时期常可依靠胎儿超声以及胎儿磁共振能及时明确诊断。最新的早期母体胎儿 DNA 基因筛查可更早期提示胎儿脊柱畸形，但阳性率较低。

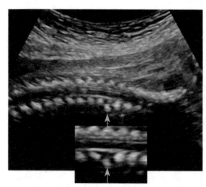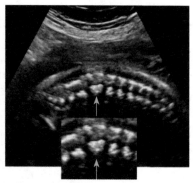

图 2-9　胎儿超声发现椎体畸形

左图箭头所指位置为半椎体；右图箭头所指位置为分节不全。

三、孕期应及时预防胎儿脊柱畸形

1. 孕期要少接触某些致病菌，易感染病毒的环境，某些细菌以及病毒可能导致胎儿脊柱畸形，如猫狗中的弓形虫。

2. 不要接触化学药物,会引起孕妇缺氧、中毒等,避免吸烟喝酒。孕期保持愉悦,适当锻炼。特别是孕早期(前8周)不可随便服用致畸性药物。

3. 脊柱畸形有一定的遗传倾向,也存在着一定的遗传变异。因此,有过畸形儿妊娠史的孕妇下次怀孕前最好做相关的孕前检查,如染色体、优生四项等。

4. 孕前控制癫痫以及糖尿病等相关慢性病。

5. 重视婚前医学检查,通过婚前检查,能及时发现如乙肝、性病等会引发胎儿畸形的疾病,建立围产保健卡,定期检查,这样能早期发现畸形胎儿,及时向专业医生咨询。

四、孕期发现胎儿脊柱畸形应该怎么办?

应严密观察,脊柱裂往往伴有脊柱脊膜膨出或脊髓膨出,部分胎儿出生后运动功能受影响。隐性脊柱裂一般无须治疗,可持续观察。单纯脊柱裂脊膜膨出可以手术治疗,而脊髓膨出的手术效果个体差异比较大。定期复查三维彩色超声具体观察胎儿脊柱和脊髓变化,具体情况遵医嘱。下次怀孕前最好做相关的孕前检查,妊娠前后服用叶酸预防。

单纯胎儿半椎体畸形,出生后积极观察,部分畸形程度较轻,持续观察无进展的患儿可一直观察至成年。如有明确病因并进展的可行手术治疗。具体手术方式及手术时机由医生根据综合判断决定,术后绝大多数的孩子预后良好。上述的前提是需排除其他系统的畸形。而胎儿椎体多是由染色体异常引起的多发性椎体畸形,可能伴有其他系统的畸形。如果您在怀孕期间合并此类问题,由医生多学科讨论后决定,一般单纯半椎体畸形可继续怀孕。

关键信息

1. 孕期规范检查提高了孕期先天性胎儿脊柱畸形的诊断水平。

2. 如发现孕期脊柱畸形,早期咨询专业的脊柱外科医生,一般脊柱先天畸形是可以治疗的。

3. 孕前做好预防工作,降低孕期脊柱畸形发生率。

(陈　坚　汤呈宣)

第五节　不同年龄发生的脊柱侧弯有什么区别?

很多家长在孩子确诊脊柱侧弯后,担心孩子的病情会不会继续进展。其实不同年龄段的儿童应对脊柱侧弯的措施是不同的,家长应根据医生的指导,理性为孩子进行治疗。

脊柱生长可以看作是一个层次性和协调性的混合体,稍有异常就可能引起脊柱发育畸形。同时畸形会对生长中的脊柱产生不对称的力量,会进一步加重其畸形。简而言之,儿童年龄越小,进展风险越高,病情越严重。脊柱侧弯的发展也是一个动态的过程。了解不同年龄的侧弯的发展,先得了解各个年龄的脊柱生长规律。脊柱的生长可以分为三个时期:①出生到 5 岁之间;② 6 到 10 岁之间;③10 岁到骨骼成熟之间。10 岁到骨骼成熟前发生的脊柱侧弯,也就是我们常说的"青少年脊柱侧弯"。

一、婴幼儿:从出生到 5 岁

这段时期儿童脊柱生长较快,是心肺发育的关键时期,儿童这段时期的心肺还未成型。正常儿童这五年脊柱生长显著,坐高将增加 27～30cm。而脊柱的生长是伴随着胸腔的生长,后者影响到儿童心肺的发育。孩子心肺的发育依赖于良好的胸廓发育。其中胸围是胸廓生长的重要指标,出生时胸围大约 32cm,至 5 岁时将增加约 24cm,达 56cm,接近成人 63%。此时期严重的小儿脊柱侧弯会导致胸廓间接性畸形,对胸廓和心肺系统的生长都有负面影响。随着时间的推移,脊柱侧弯将成为一种全身性的儿科疾病,其特征是严重的脊柱扭曲和心肺功能损害。这种疾病的特征就像"多米诺骨牌效应":脊柱异常生长→胸部异常发育→心肺发育异常。治疗的目的是通过恢复胸廓运动以及足够的肺和心脏空间来打破这种恶性循环。而此时期患儿病情进展隐蔽,较难发现。由于该时期患儿依从率低,家长应关注患儿日常背部以及站立的姿势。同时小儿此时期如弯曲进展,可采用石膏或佩戴支具进行控制,拖延时间,尽可能避免手术,为患儿的心肺发育提供条件。待其心肺发育完全,再行终末期融合手术治疗。

二、少年:6～10 岁

这段时期儿童脊柱的生长速度明显放缓,肺泡发育将在这段时期达到成熟。这段时期坐高增长约为 2.5cm/ 年。胸围在 5 岁时达到约 56cm,在 10 岁时达到约 66cm,接近成人 73%。从出生到 7 岁,肺泡数量增加,达到成人水平。而在这个年龄之后,肺泡大小增加,肺泡总数不再改变。胸腔体积在 10 岁时将达到成人的 50%,而肺泡发育将在 7 岁左右结束(肺泡的正常数量从出生时的 2000 万增加到 7 岁时的 3 亿)。因此,肺泡增生期间脊柱和胸部生长的改变可能会损害肺泡和肺的生长。胸腔形状和功能对肺的生长发育起着至关重要的作用。因此,脊柱和胸廓生长的关键时期发生在出生后的前 5～7 年,以保证肺脏的发育。这个阶段是胸部以及肺脏发育期,不可行终末融合手术,仍可采用石膏、支具或者生长棒方法(间隔一段时间撑开,有利于脊柱生长),以保证肺脏以及脊柱的发育。

三、青春期:10 岁到骨骼成熟

这段时期脊柱生长加速,脊柱侧弯进展的风险较大,也就是我们常说的"青少年脊柱侧弯"。青春期一般来说开始于女孩骨龄 11 岁和男孩骨龄 13 岁。青春期开始的特点是生长加速,尤其在脊柱水平。这一时期的典型特征是身材的急剧增长,以及身体整体形态的改变。大多数脊柱畸形往往在这期间严重恶化。生长速度峰值出现在女孩骨龄 11~13 岁之间,男孩骨龄 13~15 岁之间,家长可在此时期明显观察到儿童身高增长,也是脊柱弯曲度容易加重的阶段,要特别小心,这个阶段(如角度在 20°~45°)也是支具治疗的有效阶段。在这之后,骨骼已成熟,一般侧弯不容易进展。如角度大的侧弯(如> 40°)随着年龄增大会有继续增长的可能性。

 关键信息

1. 0~10 岁是心肺发育关键时期,严重的脊柱侧弯会影响心肺发育。

2. 早发性脊柱侧弯(< 10 岁)应保证心肺和脊柱的发育,不适合进行融合固定手术,可采用观察、石膏或者生长棒手术治疗。

3. 10 岁以上的脊柱侧弯根据情况可行观察、支具或融合固定手术治疗。

(陈　坚　汤呈宣)

第六节　为什么会发生脊柱侧弯？

发现脊柱侧弯后,很多家长马上责怪孩子,误以为是孩子坐姿不正、趴在桌上学习、长时间低头看手机、走路驼背等坏习惯造成的。另一些家长则是心疼孩子整天背着个大书包,觉得是沉重的书包把脊柱压弯了。

事实上,脊柱侧弯的原因很复杂,绝对不是单纯的姿势不正、书包太重导致的。总的来说,儿童、青少年脊柱侧弯可以分为特发性、先天性、神经肌肉性、综合征性和其他类型。

1. 特发性脊柱侧弯　特发性意味着原因不明,也就是从 X 线片上看脊柱椎体本身没有先天性结构畸形,而且经检查没有发现其他跟侧弯有关的疾病,医生们称之为特发性脊柱侧弯(图 2-10)。它是最常见的脊柱侧弯,占全部侧弯的 80% 以上,但我们还未确切地知道是什么原因导致了特发性脊柱侧弯,目前认为与遗传基因以及多种复杂因素有一定关系。

2. 先天性脊柱侧弯　先天性疾病是指天生就有的病。如果胎儿出生前就有脊柱发育畸形(某个椎体的结构未完全形成,或椎体之间没有正常分节等),导致脊柱生长过程中出现侧弯,就叫先天性脊柱侧弯(图 2-11)。这种脊柱侧弯可能是基因、孕期不良环境共同影响的结果,有时还伴有神经、心脏、肾脏等其他系统畸形。但总体上它的发病率较低,不足 0.1%。

3. 神经肌肉性脊柱侧弯　神经或肌肉系统的疾病导致孩子背部肌肉无力支撑脊柱,或者左右肌肉力量不对称,造成的侧弯称为神经肌肉性脊柱侧弯(图 2-12)。常见的病因包括脑瘫、脊髓空洞、脊髓损伤、脊髓性肌萎缩、小儿麻痹等。这种侧弯通常呈大"C"形曲线。

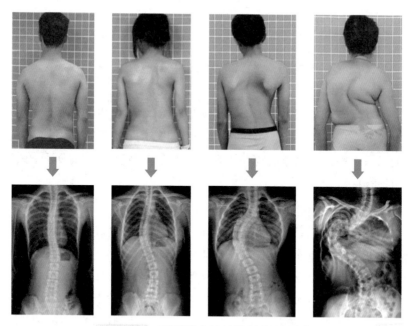

图 2-10　不同程度的特发性脊柱侧弯

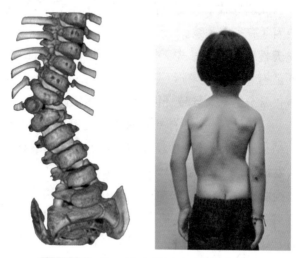

图 2-11　先天性脊柱侧弯椎体畸形

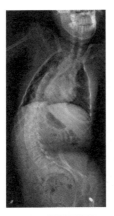
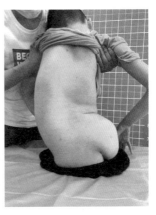

图 2-12 神经肌肉性脊柱侧弯

4. 综合征性脊柱侧弯 脊柱侧弯有时是其他疾病的一种表现，比如马方（Marfan）综合征、普拉德 - 威利（Prader-Willi）综合征（俗称"小胖威利综合征"）（图 2-13）、埃勒斯 - 当洛（Ehlers-Danlos）综合征、侏儒症等。马方综合征患者中 40% ～ 75% 合并有侧弯。

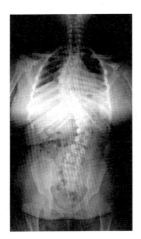
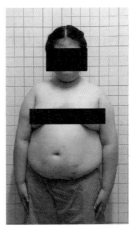

图 2-13 患者 9 岁发生明显脊柱侧弯，后确诊为普拉德 - 威利
（Prader-Willi）综合征，为综合征性脊柱侧弯

5. 其他　其他类型还有姿势性侧弯、神经根受刺激、双下肢不等长等问题导致的脊柱侧弯,这些脊柱侧弯大多是非结构性的,一旦原因被去除即可恢复正常。

 关键信息

1. 脊柱侧弯不是姿势不正、书包太重导致的。

2. 脊柱侧弯根据病因可分为特发性、先天性、神经肌肉性、综合征性等。

3. 特发性脊柱侧弯最为常见,占 80% 以上,其病因不明。

（黄崇安　张小磊）

第七节　特发性脊柱侧弯的可能原因

大部分脊柱侧弯是特发性的,占全部侧弯的 80% 以上。之所以叫"特发性",就是具体原因不明,仍需要进一步研究才能确定。好好的脊柱,不痛不痒,怎么就长弯了? 这背后有许多理论和设想,是现在全球科学家致力于研究的对象。在这一节,我们会将目前研究的几种假说介绍给大家。

1. 遗传因素　有研究认为特发性脊柱侧弯 38% 的致病因素与遗传有关,并主要在 X 染色体上。因此,双胞胎容易同时患侧弯,母亲侧弯容易遗传给孩子,而又以女孩的发病率高。科学家陆续发现了一些易感基因,但对其具体遗传模式还不清楚。

2. 激素影响　有多种假说。①女孩的发病率更高,部分还有月经初潮时间异常,说明雌性激素可能起到某种作用;②褪黑素是松果体分泌的激素,调控时差、睡眠,褪黑素分泌不足可引起实验动物脊柱侧弯;③部分患者的钙调蛋白水平异常,维生素 D 及瘦素水平低于正常。

3. 生长发育不对称　有多种假说。①脊柱 - 脊髓生长不同步,脊柱生长快,但它内部的脊髓生长慢,导致相对太长的脊柱发生弯曲;②脊柱前后方生长不对称,前方长得快,后方长得慢,导致逐渐变形;③脊柱两侧生长不对称,一侧长得快就会向另一侧弯曲。

4. 神经 - 肌肉因素　神经方面,部分特发性侧弯患者的小脑位置较低,双侧大脑皮层的信号强度存在差异;肌肉方面,患者脊柱左右两侧肌肉的电信号强度、肌肉纤维类型存在差异。

5. 平衡功能异常　神经 - 平衡系统的功能是维持人体在各种不同状态下的平衡,当某个环节出现功能障碍,脊柱就有可能发生侧弯来调整平衡。

6. 其他　一些临床观察发现,高龄母亲的后代易患特发性脊柱侧弯,运动过少、中等强度运动少于每周 3 次,练习舞蹈、体操,关节过度灵活,身材太瘦或太胖等因素也可能增加侧弯的风险。

关键信息

1. 特发性脊柱侧弯的病因目前不明,科学家们正努力研究。

2. 目前猜测特发性脊柱侧弯是遗传与环境等多种因素的综合作用。

（黄崇安　张小磊）

第八节　脊柱侧弯是否可以预防,如何预防?

脊柱侧弯的发生和恶化倾向,与发病时的骨龄密切相关。脊柱侧弯的发展常发生在生长发育高峰期,发育成熟者小于30°的侧弯倾向于稳定。脊柱侧弯发生率女孩明显高于男孩,且好发于青春期女孩,早期畸形不明显亦无脊柱结构的变化,易于矫正,但易被忽视。因此,早期预防、早期诊断及早期治疗,对于脊柱侧弯的预后十分重要。

一、提高对脊柱侧弯健康危害的认识,早发现、早干预

　　脊柱侧弯不仅影响身体外形,随着脊柱侧弯的加重引发的外形异常,会导致青少年心理自卑,久之出现心理障碍。脊柱侧弯引起脊柱两侧受力不平衡,可引起腰背痛。极少数严重病例影响患者的神经系统、呼吸系统、消化系统、血液循环系统。青少年,特别是家长、老师,应该关注脊柱侧弯的背部外观不对称的表现,如高低肩、剃刀背等(图 2-14),在早发现的基础上,尽早做进一步检查,做到早干预。

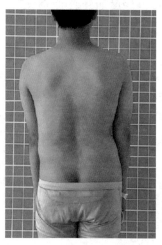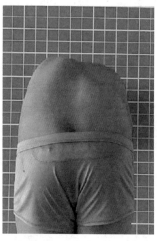

图 2-14　脊柱侧弯典型体态表现

二、老师和家长应当加强对青少年的教育、引导,培养良好学习习惯

目前虽然没有证据表明坐姿和运动会导致脊柱侧弯,但正确的坐姿或运动有助于纠正异常体态,防止侧弯恶化。当代青少年学习任务繁重,读书端坐时间较长;此外,长期玩手机等电子产品,缺乏锻炼,长期姿势不良,可能会引起脊柱侧弯加重。因此保持端正的坐、立、行姿(图 2-15),对纠正侧弯尤为重要。坐姿要做到"头正、肩平、身直、足安",维持躯体自然曲线状态。立姿要做到抬头挺胸,避免含胸驼背,避免脖子前倾。根据青少年身高,适时调整座椅的高度。课间、课后尽可能组织学生参加体育锻炼,避免长期固定一个姿势。要保证运动量,比如游泳、跑步、篮球等运动(图 2-16)。

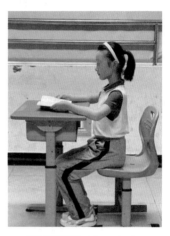

图 2-15 端正坐姿

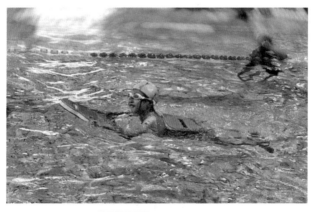

图 2-16 学会游泳

三、教育青少年养成良好的生活习惯

合理膳食,充分运动,保持合理体重,既要避免肥胖增加腰椎负担,也要防止消瘦导致椎旁韧带及肌肉薄弱而引发损伤。避免偏食,多晒太阳,以免身体因缺乏维生素 D、钙、镁等元素引起骨骼发育异常。研究提示不少脊柱侧弯患者骨密度偏低,维生素 D 水平也偏低。如果在医院检查发现孩子确实缺乏维生素 D 或其他重要元素,则应及时在医生指导下改正偏食习惯,或者补充相应的元素。此外,健康的睡眠对于生长发育也非常重要,青少年应当保证充足的睡眠时间,促进身体的正常发育。注意良好的睡姿,以仰睡和侧睡为主,选择合适的枕头,以保证脊椎的正常生理曲线。

四、保持心理健康

含胸、驼背等不良姿势易诱发内向、自卑、自闭等心理问题。比如有的发育期的女学生,因乳房的发育产生害羞心理导致含胸驼背,生理卫生课老师应当将青春期发育过程讲透,使女生克服不必要的害羞心理。此外,对于已经脊柱侧弯的孩子来说,不对称的外观很容易诱发内向、自卑等心理健康问题,不容忽视。家长应加强开导,让孩子明白脊柱侧弯可防可治,多鼓励孩子保持积极阳光的心态。

五、做好重点群体的筛查工作

可将脊柱侧弯普查纳入中小学的卫生保健工作中,学校可加强同脊柱康复专科的联络,定期开展科普教育课程和筛查活动,充分利用有限的医疗资源发现早期脊柱侧弯患者,进行早期干预治疗。可建立"家庭—学校—医院"一体化全流程检测管理体系,核心是家庭。学校每学期可直接邀请专科医生进校园组织举办脊柱侧弯科

普讲课,也可以利用互联网,比如网络社交群,成为"家庭医生"。针对可疑侧弯青少年,学校邀请专科医生进校园举行集中检查活动。对于体格检查异常、测量背部倾斜角度大于5°的青少年,需到医院进行X线等专科检查。真正做到早预防、早发现、早干预。

 关键信息

1. 脊柱侧弯可防可治,应早发现、早干预。

2. 儿童、青少年要养成良好的学习、生活、饮食习惯,保持健康心态。

3. 中小学生校园筛查可早期发现脊柱侧弯。

（夏冬冬　王　奎）

第九节　什么样的脊柱侧弯容易进展加重?

一、发病年龄早

起病年龄与侧弯严重程度呈正相关,发病年龄越小,骨骼发育程度越低,恶化的风险越高。当出生时已有侧弯、斜颈、体重过重等需要特别关注。发病年龄早,提示家族遗传性可能大,有脊柱疾病家族史者发生脊柱侧弯的概率是没有者的2.3倍。

二、骨骼未成熟

骨骼未成熟时,骨龄是评价脊柱侧弯可能进展的重要指标。临床多运用X线片上髂嵴软骨的钙化程度评价骨龄的成熟度。根据

Risser征分级,Risser 0级至2级,髂嵴软骨尚未钙化,或刚启动钙化,提示患者处于生长发育高峰期,脊柱侧弯恶化风险高,同时也是侧弯的最佳矫正期。Risser 3级及以上,代表着身体增高的速度减慢,提示脊柱侧弯恶化的风险降低。正常情况下,Risser 4级以上,提示骨骼发育趋于成熟,恶化的风险低。

三、侧弯角度大

侧弯度数是评估侧弯恶化风险的主要客观指标。大体上,侧弯度数小于20°时,不确定性较大,3/4以上的孩子侧弯角度不会进展。侧弯度数大于20°,则提示侧弯恶化的风险增大,有可能进展迅速。当骨骼停止发育后,30°以上的侧弯很可能会以平均每年0.5°～1°持续增大。45°以上的侧弯可能需要手术治疗。

四、女生相对易进展

女生的脊柱侧弯更易进展。流行病学提示女性发生脊柱侧弯的风险是男性的4～8倍,这可能是基于女孩更早期和更快速的身高增长,也可能与女孩群体相对更瘦的体形、更少的身体活动量和更柔软的脊柱结构有关。此外,侧弯也与女孩的月经有一定的关系。月经初潮出现早,提示第一次生长发育高峰已过,身高增速减慢,脊柱侧弯恶化的风险就低;初潮出现晚,则侧弯恶化风险越高。

五、非特发性脊柱侧弯易进展

特发性脊柱侧弯是最常见的侧弯类型,发病原因不明。与之相比,一些病因明确的侧弯更容易发生进展,比如先天性脊柱畸形导致的先天性侧弯,如果不治疗,50%～70%的畸形进展迅速,骨骼成熟时角度可大于40°。此外,马方综合征、普拉德-威利综合征等综合征性脊柱侧弯也相对容易进展,支具治疗效果差。

六、错误的治疗方法

除了侧弯本身,选择正确的治疗方式也十分重要。现有证据表明手法治疗、单纯脊柱牵引不能改善脊柱侧弯,只会错过正规治疗时机,甚至会加重侧弯。目前只有针对性的脊柱侧弯矫正训练、矫形支具和矫正手术能有效改善侧弯。有研究表明有效的矫正支具可大大降低脊柱侧弯恶化的概率,减少需要手术的风险。单纯佩戴支具后,侧弯改善大于 6° 提示支具治疗有效。此外,脊柱侧弯的改善率与支具的种类、患者的年龄、生长增高的空间、脊柱的柔软度等也密切相关。支具的舒适度和佩戴时间也决定了矫正效果,佩戴支具矫正度数小于 50% 提示支具矫正效果不佳,佩戴时间过少,则会严重影响矫正的效果,建议每天佩戴 22 小时以上。

 关键信息

1. 脊椎侧弯的恶化与年龄、骨骼发育成熟度、角度大小、性别、发病原因等多种因素有关。

2. 脊柱侧弯需要进行专业的矫正指导,不能盲从,否则适得其反。

(夏冬冬　王　奎)

第十节　孩子脊柱侧弯了,还能打生长激素吗?

很多家长发现自己孩子身材矮小,想打生长激素来进行替代治疗,又担心打生长激素会引起脊柱侧弯,有些体检已发现孩子患有脊柱侧弯,而担心生长激素的治疗会不会加剧孩子侧弯情况的进展。

我们知道儿童的生长发育过程是多种因素共同调节的结果。生长激素是促进人体生长发育,尤其在骨骼生长上具有关键作用的一种肽类激素。当处于快速生长阶段的儿童或青少年体内的生长激素分泌不足时,可能会导致特发性矮小与生长激素缺乏症的发生,临床主要表现为身材矮小,生长缓慢。

在20世纪50年代左右,科学家们首次发现生长激素可以使特发性矮小与生长激素缺乏症患者长骨生长,但是直到20世纪80年代研究者们才研制出重组人生长激素。1985年美国食品药品监督管理局(Food and Drug Administration,FDA)正式批准了其应用于儿童生长激素缺乏症的患者,在此之后,重组人生长激素便开始广泛在临床上使用,以治疗特发性矮小与生长激素缺乏症。生长激素替代治疗是一种被证明有效的治疗生长激素缺乏症与特发性矮小症的方法,可有效促进患儿身高及生长速度的增长。随着重组人生长激素生产工艺和制剂剂型的改进,其药物主要有效成分与人体天然生长激素一致,更加确保了临床长期使用的疗效和安全性。循证医学病例研究显示,11万名患者在使用生长激素治疗过程中发生不良反应的概率约为6%。临床上较为常见的副作用有注射部位过敏、液体潴留、甲状腺功能减退、一过性血糖升高等。其中大部分患者通过对症处理、减量使用或停药处理,相关不良反应均可以得到有效控制。

目前科学家提出多种假说关于体内激素分泌异常而导致儿童脊柱侧弯的发生。因青春期生长突增时期与脊柱侧弯进展最快的阶段相重叠,因而生长激素被科学家们重点关注与研究。研究表明,在脊柱侧弯的青少年女性的人群中,生长激素水平存在升高现象;生长激素分泌异常在脊柱侧弯发生及进展中也起到一定的作用。

此外,有研究报道,接受重组人生长激素替代治疗的患者出现脊柱侧弯程度进展的一些案例。但随着循证医学研究的进一步深入,以及临床病例报告数量的增加,最新的研究发现,矮小症儿童在接受生长激素治疗过程中通常只会出现轻微的脊柱侧弯,继续使用生长激素一般不会明显加重他们的脊柱侧弯角度。

此外,特发性矮小与生长激素缺乏症对于正处于发育期的儿童影响较大,此时正处于骨骼生长的高峰期,若不尽快使用生长激素弥补体内生长激素缺乏的漏洞,不仅从生理上影响了患儿未来的身高以及各种器官发育,还从心理上使得患儿产生自卑的心态。尽管使用重组人生长激素时存在导致脊柱侧弯进展的风险,但规范地进行生长激素替代治疗使得儿童重新获得身材生长发育的机会,并不会使得原本未患有脊柱侧弯的儿童患脊柱侧弯的概率增加,仅对原本患有脊柱侧弯的患儿有影响。

身材矮小是由多种因素导致的疾病,重组人生长激素具有显著地促进儿童生长发育和代谢调节的作用,但其也绝非治疗所有矮小儿童的"神药"。近年来,少数患者前往非专业医疗机构,他们在骨骺闭合情况下贸然使用了生长激素导致孩子出现肢端肥大的案例偶见报道。重组人生长激素是处方药品,有着严格的禁忌证和适应证,用药前患者需要前往正规医疗机构请专业医师给予评估,切不可私自用药。同时家长应意识到,应用生长激素治疗的疗程一般较长,所以要遵医嘱定期复诊,监测生长速度和相关血清指标,才能保证治疗效果。因此接受生长激素治疗的患者需在有经验的儿童内分泌科专科医生指导下,每 3 个月进行复诊或遵医嘱到医院复诊。同时患有脊柱侧弯的儿童因病情需要行重组人生长激素替代治疗时,也不需要过度焦虑,按常规疗程使用生长激素并不会明显地加速脊柱侧弯的进展,只需每年或遵照脊柱外科医生的医嘱进行定期门诊随访,以评估脊柱侧弯病情。

1. 重组人生长激素仍为目前治疗特发性矮小症与生长激素缺乏症的最为安全、有效的药物。

2. 患有脊柱侧弯的儿童可继续行生长激素替代治疗,获得与同龄人相同的生长潜能,无须过度担心焦虑。

3. 患有脊柱侧弯的患儿使用生长激素治疗,应遵医嘱定期进行随访以评估脊柱侧弯曲度变化,必要时采取相应的治疗措施。

（潘翔翔　林　焱）

第十一节　脊柱侧弯是不是常常合并其他疾病?

面对脊柱侧弯这类与发育相关的疾病,家长们常常会担心自己的孩子除了脊柱侧弯之外还存在其他部位的发育异常。这种担心让家长以及孩子自己对未来的健康成长失去了信心。事实上,超过80%的脊柱侧弯为特发性脊柱侧弯,而此种类型的脊柱侧弯一般不会伴随其他的合并症。因此,对绝大部分患儿而言,在脊柱侧弯控制得当的情况下依然能够健康成长。

但是,如果患上的是先天性脊柱侧弯、神经肌肉性脊柱侧弯或者综合征性脊柱侧弯,患儿就有可能合并其他部位的异常。也就是说脊柱侧弯只是其中一种异常,因此家长们还需要多加留意。那么接下来,将根据不同的部位向大家介绍这些常见的合并症以及分别多见于哪些类型的脊柱侧弯（图 2-17）。

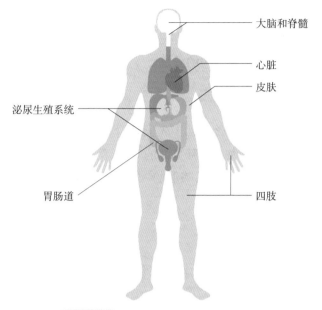

图 2-17　常见合并症涉及的器官

一、大脑和脊髓

先天性脊柱侧弯常合并椎管畸形,这类畸形可能造成脊髓神经的损害,但在生长期中的儿童常常并不表现出明显的神经症状,因此很容易被忽视掉。此外,先天性脊柱侧弯若合并脊髓栓系和脊髓空洞等疾病,也会引起相应的神经症状。而神经肌肉性脊柱侧弯多见于脊髓损伤、脑瘫、小儿麻痹症等患儿,有相应的神经系统症状。部分综合征型脊柱侧弯的患儿可与智力低下和反应力低下等症状一起出现。

二、心脏

7%～26% 的先天性脊柱侧弯患儿同时患有先天性心脏病,主要表现为心脏内多了一个孔洞、肺动脉比正常狭窄以及右位心等,这些心脏的异常改变会使患儿出现生长发育迟缓、易感冒、易疲乏以及喜欢下蹲等表现。此外,在马方综合征引起的脊柱侧弯的患儿中,也常同时存在心脏结构的异常。

三、泌尿生殖系统

泌尿生殖系统畸形多见于先天性脊柱侧弯,其患病率可高达20%～34%,常常表现为肾脏方面的畸形,例如:患儿只拥有一个肾脏,或两肾融合在一起呈马蹄形的"马蹄肾"。此外,还可能出现尿道下裂、隐睾等临床表现。

四、四肢

四肢发育异常也多见于先天性脊柱侧弯,主要表现为双足不等长,足部的畸形以及多指畸形等,例如在马方综合征的患者中,除了脊柱侧弯之外还会表现出四肢和手指细长(图 2-18)。

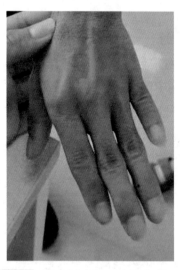

图 2-18　马方综合征患者细长的手指

五、胃肠道

在一部分先天性脊柱侧弯的患儿中观察到,腹股沟疝、乳糜泻、乳糖不耐受以及肛门闭锁的发病率较正常儿童更高。

六、皮肤

在一些特殊类型的脊柱侧弯中还能看到皮肤的异常,例如:在神经纤维瘤病型脊柱侧弯中可观察到咖啡斑(图 2-19),腋窝或腹股沟处的雀斑。在一部分先天性脊柱侧弯患儿背上还可观察到异常毛发或肿块。

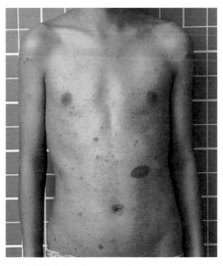

图 2-19 神经纤维瘤病咖啡斑

 关键信息

1. 绝大多数(＞80%)的脊柱侧弯属于特发性脊柱侧弯,一般不伴有其他合并症。

2. 脊柱以外的合并症多见于先天性脊柱侧弯、神经肌肉性脊柱侧弯以及综合征性脊柱侧弯。

3. 如脊柱侧弯合并其他系统疾病,常常需要其他学科医师联合会诊。

(张　迪　倪文飞)

第十二节　脊柱侧弯会不会影响孩子的外貌?

外貌涉及一个人的"第一印象",良好的外表形象在人际交往、职场应聘和社会竞争中是一个重要的加分项。因此,许多家长在得知孩子患有脊柱侧弯后,往往对孩子的外貌表现出明显的忧虑。通常所说的外貌,无外乎身高、形体和容貌。在门诊室里,经常能听到这样的提问:"脊柱侧弯导致的畸形明显吗?""会影响孩子身高吗?""会影响容貌吗?"等等。在这里为大家一一解答。

一、脊柱侧弯导致的畸形明显吗?

轻度脊柱侧弯的患儿在穿衣状态下通常表现不明显,脱下衣物后,我们能发现患儿存在轻度的两侧肩膀不等高,两侧背部不对称等表现。有些患儿在处于站立位时不明显,需要做一个弯腰动作(Adam前屈试验),才能发现其背部不对称(图2-20)。

中度脊柱侧弯的患儿在穿衣时可出现衣领不平和腰背部褶皱等,穿宽松衣服状态下表现可能不明显,当其脱下衣物后,可见较明显的高低肩、高低背、躯干倾斜或两侧腰凹不对称等表现(图2-21)。

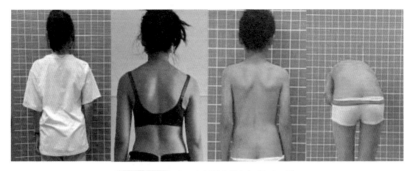

图 2-20　轻度脊柱侧弯的表现

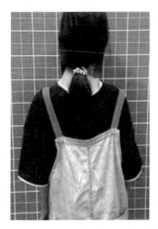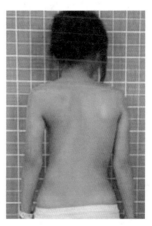

图 2-21　中度脊柱侧弯的表现

　　重度脊柱侧弯除了上述表现外,往往还有明显的"剃刀背"畸形,这是由于其除了冠状面上的弯曲之外,常伴有脊柱的旋转畸形,导致凸侧的肋骨相互分开并向后突出,而凹侧的肋骨相互聚拢并向前突出,造成胸廓总体的旋转变形。有些体形偏瘦的脊柱侧弯患儿还会出现一侧肩胛骨异常隆起,看上去犹如长了一个"小翅膀"。因此这类患儿即使在着装下也可能表现出较为明显的畸形(图 2-22)。

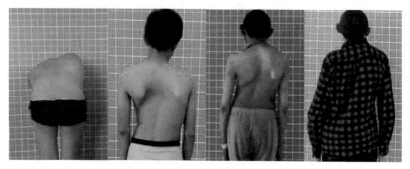

图 2-22　重度脊柱侧弯的表现

　　此外,患有脊柱侧弯的女孩可出现两侧乳房发育不对称,表现为两侧乳房大小、形态、高度的差异,但通常穿戴文胸后表现并不明显(图 2-23)。

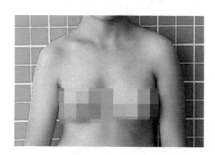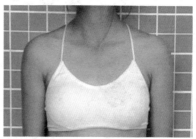

图 2-23　两侧乳房发育不对称

二、脊柱侧弯会影响孩子的身高吗?

　　脊柱侧弯使原本挺拔的脊柱发生弯曲,因此它对孩子身高的影响不难理解。通常轻度的脊柱侧弯对身高影响不大,但中重度的脊柱侧弯可能会使孩子的真实身高降低几厘米甚至十几厘米。这一点从接受脊柱侧弯矫形术的患儿手术前后身高对比上能明显地看出变化(图 2-24)。

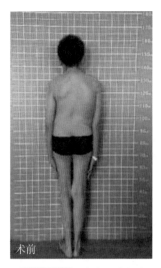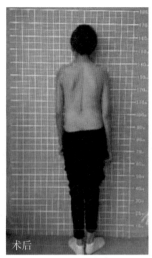

术前　术后

图 2-24　脊柱侧弯患儿手术后身高"增高"8cm

三、脊柱侧弯会影响孩子的容貌吗?

　　脊柱侧弯一般很少影响孩子的容貌,但如果发生侧弯的节段位置较高,影响颈部平衡,使头颈倾向一边,则可能影响脸部发育。有报道称少数脊柱侧弯患者出现面部骨骼发育不对称等现象,但在特发性脊柱侧弯的临床研究中,并未发现脊柱侧弯的严重程度和面部形态变化之间存在绝对关系。

　　轻度脊柱侧弯一般不影响孩子的形象,很多中度脊柱侧弯的患儿在穿着宽松外套状态下外观也不明显,只有在重度脊柱侧弯的患儿身上容易显现。儿童和青少年是脊柱侧弯快速进展的关键时期,因此家长的角色非常重要。若发现孩子有脊柱侧弯的倾向,应当引起足够的重视,但也不必过于恐慌。要知道对于脊柱侧弯,尽早到正规医院进行医学干预,通常可以获得比较理想的治疗效果。

关键信息

1. 大部分轻中度脊柱侧弯对形体影响不大,尤其在穿衣时与正常孩子并无显著差别,但严重的脊柱侧弯会有较明显的形体改变。

2. 发生侧弯的位置较高时若导致斜颈,可能会影响脸部发育,其他情况下一般不影响孩子的容貌。

3. 脊柱侧弯对身高的影响取决于侧弯严重程度,严重的脊柱侧弯经手术治疗后身高会有一定程度的增加。

(陈　钰　黄其杉)

第十三节　脊柱侧弯会不会影响孩子的心理?

脊柱侧弯对孩子的影响是全方位的,比起肉眼可见的体貌变化,脊柱侧弯对孩子心理的影响往往更为严重,也更为隐蔽。在和一位患有严重脊柱侧弯的孩子交流中,我们能感受到孩子灰暗的内心世界充斥着无助与孤独,正如她在网络留言中所起的名字:"孤独中生存"。

处于儿童阶段的脊柱侧弯患儿,由于躯干畸形还不明显,心智尚未成熟,一般不会觉察到自己和别人的不同。但随着孩子的成长,自我意识开始觉醒,尤其是到了学龄阶段,接触到同龄的孩子后,一方面会渐渐发现自己和其他孩子的差异,另一方面也会从别人异样的目光中觉察出自己与他人的不同,在心中产生疑虑,导致孩子少言寡语,不够开朗。

当孩子进入青春期后,身体开始快速发育,脊柱侧弯也进入到快速发展阶段,此时孩子的心智进一步成熟,开始关注自己的外部形象。特别是重度脊柱侧弯引起的身体畸形,会使孩子产生自卑、自闭和羞涩恐惧的心理。担心别人的嘲笑,不敢穿露肩、露背和贴身的衣服,不敢去泳池、公共浴室等公共场所,不敢参加社交活动,更不敢上台展示自己,表现出极度的不自信和极度的敏感,甚至对别人不经意的一瞥,也能在内心映射出带有恶意的窥视。尤其是发病率较高的女孩,爱美的天性与日益明显的身体畸形,深深地伤害了脊柱侧弯患儿的内心世界。

长期的焦虑还会过度消耗孩子的精力,导致注意力不集中、反应迟钝,影响学习效率和学习成绩,进一步打击孩子的自信心。由于担心自己"丑陋"的形象被人指点和嘲笑,不愿与人交流,患有重度脊柱侧弯的孩子,往往缺少朋友和伙伴,在校园里形单影只,自我封闭。部分孩子还会因此患上抑郁症,对一切事物失去兴趣,对世界充满悲观情绪。

对于患有脊柱侧弯的孩子,家长在积极寻求畸形矫正的同时,也要注重对孩子心理的保护。首先,家长自己不要过度焦虑,绝大部分脊柱侧弯并不会给孩子带来身体上的损害。有的家长第一反应就是责骂孩子姿势不端正,还有的家长关心则乱,过多地在孩子面前谈论与脊柱侧弯有关的病情,反而加重了孩子的心理负担。家长应该帮助孩子正确认识脊柱侧弯的存在,消除孩子的羞涩和恐惧心理,保持积极乐观的心态。此外,家长可以鼓励孩子培养更多的兴趣,分散孩子对自身外观的注意力,重塑孩子的自信心。总之,要结合孩子的个人特点,鼓励和引导,发现问题时积极应对。越早进行医学干预,脊柱侧弯对孩子心理的影响也越小,往往伴随着脊柱侧弯畸形的矫正,其对孩子心理的影响也会慢慢消除。

关键信息

1. 幼小患儿的自我意识不足，脊柱侧弯对其心理影响较小。

2. 进入青春期后，脊柱侧弯可能会使患儿产生自卑、自闭和羞涩恐惧的心理。

3. 家长不要在孩子面前过多地谈论与脊柱侧弯有关的病情，以免给孩子造成过大的心理负担。

4. 家长要多鼓励性引导，积极、正确地应对孩子的心理问题。

（陈　钰　郑淑智）

第十四节　脊柱侧弯会不会影响孩子的睡眠？

一、脊柱侧弯是否会影响呼吸？

绝大部分脊柱侧弯，胸廓变形程度较小，对孩子的呼吸没有影响。仅极少数严重侧弯的孩子胸廓变形明显，肺脏不能正常扩张，以及胸腔的旋转导致了胸内器官及主支气管的位置移动、被压缩，才会引起肺脏生长发育受限、呼吸幅度受限。严重胸廓畸形还可致气道阻力增加，甚至气道阻塞，影响孩子的呼吸，特别是夜间睡眠时的呼吸。

二、脊柱侧弯是否易并发睡眠呼吸障碍性疾病？

脊柱侧弯对孩子的影响更多在下呼吸道，对于上呼吸道的影响相对较小，所以一般不会引起睡眠呼吸障碍性疾病。

仅少数严重脊柱侧弯的孩子可出现频繁的睡眠呼吸异常症状，

如频繁易醒、睡眠片段化、晨起头痛、日间嗜睡等情况。但如果脊柱侧弯的孩子同时伴有其他大气道梗阻，比如扁桃体腺样体肥大、肥胖、神经肌肉病变等，则易出现睡眠呼吸暂停、低通气，易伴有睡眠呼吸障碍性疾病。

三、脊柱侧弯是否影响睡眠体位？

脊柱侧弯的孩子夜间睡眠时，体位往往偏向于与胸弯方向一致的凸侧卧位。比如孩子的脊柱侧弯为右胸弯，则喜欢向右侧躺，但这样更容易加重他的右胸弯。相反，与胸弯方向相反的睡眠体位会有助于减缓胸弯发展，同时还可使肺容量及胸腔结构得到一定改善，从而获得更好的睡眠呼吸质量。因此右胸弯的孩子宜向左侧躺。

四、脊柱侧弯是否会引起夜间缺氧？

大部分脊柱侧弯不会引发孩子睡眠过程中血的氧含量下降。夜间缺氧现象通常是由于肺内容纳的气体量减少，同时伴有肺部与肺血管之间的气体交换不足。虽然脊柱侧弯的孩子胸壁结构改变，可能导致肺内容纳的气体量减少，气道阻力增大，从而导致肺与外环境之间的气体交换功能受到影响；但人体对于血中的氧含量的调节有一定代偿，脊柱侧弯对血中的氧含量的影响一般在代偿范围之内，仅部分特别严重脊柱侧弯可使孩子出现明显的夜间缺氧。

五、脊柱侧弯是否影响睡眠质量？

孩子的睡眠是深睡眠和浅睡眠不断交替形成的睡眠周期。脊柱侧弯一般对孩子的睡眠质量无明显影响。但随着脊柱侧弯的加重，孩子相对来说变得越容易疲劳，从而晚上需要更多的深睡眠时间来补充能量，恢复自己的精神和体力。伴有腰痛的患儿则可出现因疼痛不适而引起的失眠。

关键信息
　　1. 脊柱侧弯一般不影响呼吸,极少数严重侧弯才会影响孩子的日间和睡眠呼吸。
　　2. 脊柱侧弯一般不会引起睡眠呼吸障碍性疾病。
　　3. 脊柱侧弯对睡眠质量无明显影响。

（俞晨艺　蔡晓红）

第十五节　脊柱侧弯会不会影响孩子的智力和学习?

　　许多脊柱侧弯患儿的家长最担心的莫过于脊柱侧弯会不会影响孩子的智力和学习? 答案是不会。

　　什么是智力? 狭义的智力是指人认识、理解客观事物并运用知识、经验等解决问题的能力,包括记忆、观察、想象、思考、判断等,即"学习能力"。一般只有大脑本身发育不完善,或者后天发生脑部疾病,才会直接影响智力。大脑以外其他身体器官的疾病,比如脊柱的形态发生弯曲,并不会影响到大脑发育和智力。

　　实际上,绝大多数的脊柱侧弯患儿属于特发性脊柱侧弯,是找不到明确病因的,其大脑与正常人相比不存在明显改变,智力发育也与正常人无异。虽然曾经有一些研究发现特发性脊柱侧弯患儿与正常人对比,可能存在一些细微的不同,比如大脑皮质和白质结构的少许改变,大脑两半球的轻微不对称性,半球间的结构性相互作用减少,局部大脑皮质厚度与健康人略有不同等,但这些细微的不同还远远称不上是病变,对孩子的智力和学习能力也没任何影响。

虽然脊柱问题不会导致脑部或智力问题,但在少数情况下,一些非特发性的脊柱侧弯可能会与智力问题同时出现。比如某些神经肌肉性脊柱侧弯,这些孩子病变累及到中枢神经系统疾病,出现了大脑结构和功能的病变,然后才导致了脊柱侧弯。再比如某些综合征性脊柱侧弯,因为孩子患有某种综合征性疾病,这种疾病同时导致了脊柱、大脑等全身多个器官的异常,所以有时在这种孩子身上会观察到脊柱侧弯可能会与脑部智力问题同时出现。

最重要的是,绝大多数脊柱侧弯患儿的智力发育与正常儿童没有任何区别。

 关键信息

1. 脊柱侧弯不会影响大脑,也不会影响智力和学习。

2. 绝大多数的脊柱侧弯是特发性脊柱侧弯,不会影响大脑和智力发育。

3. 在少数非特发性的脊柱侧弯中,有可能是大脑本身发生病变,合并存在脊柱侧弯,或者某种综合征性疾病影响了全身,从而脊柱侧弯和智力问题同时出现。

(王雍立　林仲可)

第十六节　脊柱侧弯会不会影响孩子的胃肠道功能?

随着脊柱侧弯被越来越多的人关注,很多患儿家长经常会问,脊柱侧弯会不会影响孩子的胃肠道功能。一般来说,对于先天性脊柱侧弯合并严重胃肠道畸形的患儿，早期发现、及时处理是解决患儿胃肠道问题的有效手段，其胃肠道功能损害与脊柱侧弯关系不大。对于特发性脊柱侧弯患儿，由于其本身不伴有严重的胃肠道畸形，脊柱侧弯对其胃肠道功能影响不大，随着侧弯角度的不断增大，患儿腹腔容积不断减小、胃肠道自主神经功能紊乱、肠道蠕动障碍，进而产生食欲缺乏、消化不良等胃肠道反应，才会影响胃肠道功能（图 2-25）。

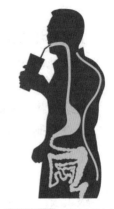

图 2-25　脊柱侧弯与消化系统

因此，脊柱侧弯一般不会对孩子的胃肠道功能造成影响，但特别严重的脊柱侧弯会造成影响，对此类患者的早期发现及干预尤为重要。

关键信息

1. 脊柱侧弯一般不会对孩子的胃肠道功能造成影响。

2. 早期发现及干预是解决严重脊柱侧弯患儿胃肠道问题的有效手段。

（王雍立　毛方敏）

第十七节　脊柱侧弯会不会影响将来怀孕？

孩子是一个家族幸福和延续的标志。很多家长非常关心这个问题——脊柱侧弯会不会影响孩子将来怀孕和生育？

一、怀孕会和脊柱侧弯相互影响吗？

首先,给各位读者们吃一颗定心丸——怀孕与脊柱侧弯并没有那么"水火不容"！在排除孩子本身存在生殖系统障碍的情况下,大多数患有脊柱侧弯的孕产妇发生的并发症并没有比正常的孕产妇多,而且侧弯程度较轻的孕妇,产后一般恢复良好。因此,轻中度脊柱侧弯的女性怀孕时只需要定期去医院行心肺功能检查,并加强对胎儿的监测即可。

此外,大多数脊柱侧弯患者在怀孕期间,侧弯的度数不会明显增加,即使有增加,通常也是轻微而短暂的。但需要注意的是,脊柱侧弯的妈妈们在怀孕期间可能容易出现腰背痛的症状。

二、孩子会受妈妈侧弯影响吗？

伴有轻中度侧弯的母亲所生的孩子,相比正常孕产妇的孩子,并没有表现出更多、更危险的并发症。也就是说,轻中度脊柱侧弯的患者遵照专业医生的建议进行正常生育,对孩子的影响并不大。

三、严重侧弯与怀孕的关系

正常女性在怀孕时本身就伴随生理性的心肺负担增大,而对于严重脊柱侧弯的患者,其体态的异常可能会使胸廓的活动（如呼吸）受到限制,使孕产妇的心肺功能负担进一步加重。

那么我们如何来判断是否适合生育呢？过去学界曾参考"肺活量与1000ml的关系"这一判断方法,即肺活量小于1000ml,则可能不适合怀孕,一旦发现怀孕,必须经妇产科医生评估,以免发生心肺功能衰竭等并发症;肺活量在1000～2000ml之间,建议在医院接受观察,便于医护人员及时了解病情进展。此外,脊柱侧弯对心肺功能和分娩因素的影响还与侧弯部位有关,严重脊柱侧弯若发生在胸段,对孕妇心肺影响较大,但对骨盆影响较小;若发生在腰段,可能会影响骨盆和腹腔脏器,并导致胎位异常,多采用剖宫产。

随着对脊柱侧弯孕产妇的研究数量增多,以及内科学、妇产科学的诊治水平不断提升,人们发现脊柱侧弯患者怀孕的结果可能并没有想象中那么差。但严重脊柱侧弯患者还是应该去医院寻求专业的医疗指导,评估风险程度,在做好万全准备的情况下再选择生育,这是对自己负责,也是对孩子负责。

总而言之,轻中度脊柱侧弯不会影响生育。即使是严重脊柱侧弯的女性,通过正规的现代医学手段,也有机会实现自己做母亲的梦想。

关键信息

1. 绝大部分的脊柱侧弯不会影响生育。

2. 极少数严重的脊柱侧弯建议由专业医师评估是否有肺活量过低、胎位异常等风险。

（王雍立　陈泽新）

第十八节　经常拍 X 线片会不会对孩子不好?

1895 年,一位德国科学家发现了一种看不见摸不着的射线——X 射线,震撼了全世界! 从此人们能够透过"现象"看"本质"（图 2-27、图 2-28）。

历经一个多世纪发展,在全球每年 X 线片检查 30 多亿次的今天,常常引发人们对 X 线片的过度恐慌。家长尤其担忧:辐射会不会对孩子的身体有害? 这个检查到底"吃"多少射线? 会不会导致严重的后果比如致癌?

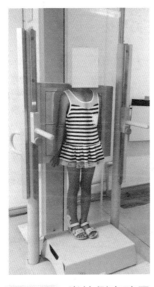 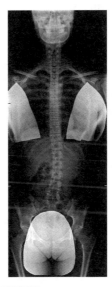

图 2-27 脊柱侧弯孩子　　图 2-28 脊柱侧弯孩子
进行 X 线片检查　　　　　　X 线片

不必恐慌! 辐射无时不有,无处不在。我们生活的空间、接触的物品和一些食物都有辐射,这就是所谓的"本底辐射"。本底辐射包括了宇宙射线和自然界中天然放射性物质发出的辐射,是自然界中原本就存在的微量辐射。高空飞行员、高海拔地区,宇宙射线就比较多,乘飞机也产生额外辐射;自然界中天然放射性物质如岩石、水、土壤、植物和矿物等都产生辐射;本底辐射还包括自己体内产生的辐射,如吃香蕉、吸烟等。那么每年我们受到本底辐射有多大呢? 先了解一下它的单位——希沃特(Sv),是衡量辐射对生物组织影响程度的一个单位,1Sv=1000mSv。全世界平均本底辐射值每年 2.4mSv,各国各地区是有差异的,某些地区明显高出正常平均值为高本底地区,如美国 3.6mSv,我国广东省的阳江地区 6.4mSv,芬兰 7.0mSv,法国的纽曼岛 10mSv,印度的喀拉拉邦 13mSv,伊朗的拉姆萨尔 10～260mSv(图 2-29)。大量流行病学调查结果显示,本底辐射水平对健康是没有影响的,因此不必担忧。

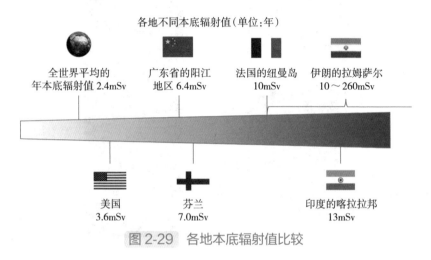

各地不同本底辐射值(单位:年)

全世界平均的
年本底辐射值 2.4mSv

广东省的阳江
地区 6.4mSv

法国的纽曼岛
10mSv

伊朗的拉姆萨尔
10～260mSv

美国
3.6mSv

芬兰
7.0mSv

印度的喀拉拉邦
13mSv

图 2-29　各地本底辐射值比较

　　除了本底辐射,大家接触的辐射主要就是 X 射线检查了,但不必害怕!拍片的医生长期在"吃射线"。那脊柱侧弯孩子经常拍片会不会不好? 毋庸置疑,与大人相比,孩子对辐射更敏感,但是,拍摄相同的位置,孩子的辐射量比大人小得多。随着科技的不断进步,医生、科学家及卫生行政管理部门都在努力控制辐射量,一些非正当检查是不允许的。一个权威的国际性机构曾报道:成人胸片辐射量从 20 世纪 70 年代的 0.25mSv 到 80 年代的 0.14mSv 及 21 世纪初的 0.07mSv,最后到目前的 0.02mSv,辐射量越来越低。那么脊柱侧弯的孩子进行一次 X 线检查,辐射量大约是多少呢? 据估算,0.5～1.0mSv,不超过 5 个月本底辐射,年纪越小辐射量越低

（图 2-30）。这对孩子是否有影响,让我们看看权威机构或专家的意见。美国医学物理师协会曾经发布的《关于医学影像检查辐射风险的立场声明》中提及,单个检查剂量低于 50mSv 或者短期内多个检查剂量在 100mSv 以下,其辐射危险很低,以至于探测不到这样的风险,或者这种风险可能是不存在的。发表于权威杂志上的一篇文章说道,暴露于医疗辐射下不会增加人们患癌症风险。按上述说法,脊柱侧弯的拍片,是医生基于孩子的健康和病情考虑的,是权衡利弊后正当性的,辐射也是微量的,只要不过度频繁检查,对孩子是没有影响的。而且,在拍片时医生会采取必要的防护措施,避免不必要的辐射,因此家长不要过分担心以免耽误病情,造成严重后果。

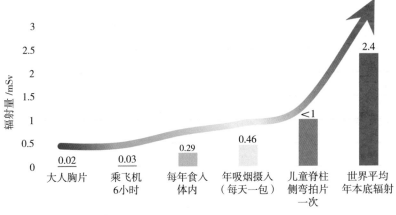

图 2-30 拍片与日常生活接受的各种辐射量比较

上图表明,儿童进行一次脊柱侧弯 X 线片检查,其辐射量明显低于年本底辐射,略高于其他因素辐射量,因此该检查是安全的。

关键信息

1. 辐射无时不在,无处不有。

2. 脊柱侧弯的孩子经过医生的检查决定是否拍 X 线片。

3. 家长不必过度担心医学上必要的 X 射线检查给孩子带来的影响。

4. 拍片时还可采取必要的防护措施,进一步减少辐射。

（吴爱琴）

第三章 脊柱侧弯的保守治疗

第一节 什么情况下需要保守治疗？

脊柱侧弯公认的治疗方法包括三种：密切观察、保守治疗和手术治疗。大多数家长都不愿意接受手术，但绝不是一诊断为脊柱侧弯就要手术的。实际上，绝大多数的脊柱侧弯只需保持观察，无须特殊处理；少数脊柱侧弯需要治疗，可通过支具等保守治疗方法避免手术。

虽然三种疗法是公认的，但对于什么情况下观察，什么情况下保守治疗，说英语的国家与中欧国家的标准略有不同（图3-1）。在选择治疗方案前，医生都要先给孩子拍X线片检查，以测量脊柱侧弯的角度（即Cobb角）。在英语国家如美国，医生对于小于25°的脊柱侧弯一般选择定期观察，即大家所说的等等看看，如果角度加重到25°以上再进行支具保守治疗，如果不加重就暂时不用特殊处理。而在中欧国家如德国、意大利和法国，医生可能会采用更加积极的标准，对20°的脊柱侧弯就开始支具保守治疗，并且建议15°以上的脊柱侧弯患儿做针对性的矫正训练。

在我国，多采用类似于中欧国家的标准：对于成长中的青少年，无论角度多大，都不应忽略。轻度脊柱侧弯（10°～<20°）应该密切观察，中度脊柱侧弯（20°～45°）需要保守治疗，重度脊柱侧弯（≥45°）考虑手术。

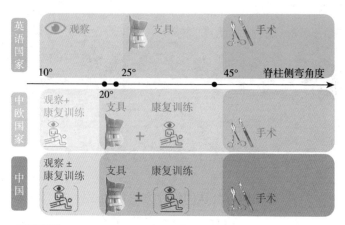

图 3-1　国际上青少年特发性脊柱侧弯的几种治疗方案

大多数孩子刚发现时都还只是轻度（10°～20°），我们无法预测他会维持不变、会加重、还是会好转。轻度脊柱侧弯充满不确定性，因此必须密切观察（每 6 个月定期复查），及时发现问题，以免某些孩子的侧弯持续恶化。但要指出的是，观察不是不治疗，观察本身就是一种治疗方式。因为 75% 的轻度侧弯本身并不会继续加重，只要不加重，一般就没有症状，外观也无明显异常，将来与正常人无异；少数孩子角度变大，在密切观察中也能马上发现，家长不用过度担忧。相反，假如一发现孩子有轻度脊柱侧弯就要求采用支具等保守治疗，反而会加重孩子的心理负担，增加痛苦，甚至影响孩子的正常发育。

少数孩子刚发现时就已经达到中度（20°～45°），或者在观察过程中发展为中度。对于中度脊柱侧弯，且骨骼未成熟、仍有发育潜能的患儿，首选保守治疗。这是因为中度脊柱侧弯很容易随着生长发育继续加重，需要采取支具、针对性矫正训练等保守治疗方法以阻止侧弯加重，避免将来手术。特发性脊柱侧弯坚持正规保守治疗的有效率可达 80% 以上，治疗方法详见下一节。

在实际的临床治疗中,医生们还需要综合考虑年龄、侧弯度数、生长潜能、躯干平衡性、外观畸形等多种因素来选择治疗方案。比如有些躯干明显偏斜、生长潜能较大的孩子,即使角度小于 45° 也可能要考虑手术。而有些孩子虽然角度已经超过 45° ,但躯干平衡性非常好,骨骼也已成熟,就可以先采取保守治疗。

以上标准主要针对最常见的特发性脊柱侧弯。如果患儿不是特发性脊柱侧弯,而是先天性、神经肌肉性等其他类型,则要根据具体情况,综合判断确定治疗方案。

 关键信息

1. 轻度脊柱侧弯(10° ～ < 20°)一般只需密切观察,观察也是一种治疗。

2. 中度脊柱侧弯(20° ～ 45°)且骨骼未成熟者,需要支具、针对性矫正训练等保守治疗。

3. 除了上述脊柱侧弯角度,医生还需要综合考虑各种因素来选择治疗方案。

4. 对于非特发性脊柱侧弯,需要综合判断,选择合适的治疗方案。

（黄崇安　郑文娴）

第二节　脊柱侧弯保守治疗的方法有哪些?

过去对脊柱侧弯保守治疗的尝试五花八门,包括支具、针对性矫正训练、石膏、牵引、吊单杠、游泳、正骨、推拿、按摩、电刺激等等。

经常有家长听说某种偏方有效,就想当然地每天吊单杠、游泳 1 公里等,结果不但对脊柱侧弯没有帮助,白白耽误治疗时机,还加重了孩子的身心负担。

必须强调的是,在众多方法中,支具和针对性矫正训练才是有效的,其他方法目前没有证据证明有效。①支具治疗是目前唯一全球公认、经证明可治疗 20° 以上脊柱侧弯的保守治疗方法,有效率可达 80% 以上。②如果将支具与针对性的矫正训练运动结合,且能更好地改善角度、外观和肌肉力量。尽管还未像支具那样得到完全承认,近年来已逐渐有一些高质量的研究发现,单独应用矫正训练治疗脊柱侧弯也具有不错的疗效。③除此之外,其他方法或许有些能使脊柱更柔韧,肌力更强,但目前还没有证据表明它们能阻止侧弯进展,需慎重考虑。

支具治疗:侧弯角度 20° ～ 45°、骨骼未成熟的脊柱就像一棵弯曲的树苗,必须在它旁边安插一个支撑物,才能笔直生长,否则只会越长越歪。对于脊柱侧弯的儿童和青少年,支具治疗就是这样一种支撑方法。其原理是通过日常穿戴量身定制的支具,利用青春期脊柱的生长,对脊柱凸出的一侧施加压力、抑制弯曲生长,对脊柱凹陷的一侧减轻压力、促进挺直生长,以防止脊柱侧弯越来越凸出(图 3-2)。治疗的目标不是直接"掰直"侧弯,而是尽可能阻止侧弯角度的进展,避免将来手术。要想有好的治疗效果,对长时间穿戴的细节有许多要求,详见第四节。大部分支具都穿在衣服下面,很容易被宽松的衣服遮盖住,而且脱下支具后仍可以自由运动。注意:矫姿带对真正的侧弯毫无作用,绝不能替代支具。

针对性矫正训练并不是指瑜伽、燕飞、健身等一般运动疗法或力量训练,一般的运动并不能防止侧弯进展。它指的是施罗斯体操疗法(Schroth Method)等专门的"脊柱侧弯针对性运动",如物理治疗性脊柱侧弯特异性运动(physiotherapeutic scoliosis specific exercises,

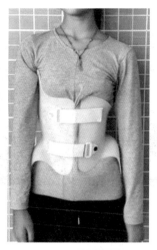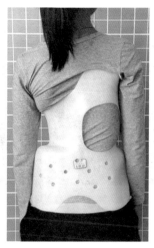

图 3-2 脊柱侧弯支具治疗

PSSE),需要认证过的康复治疗师针对孩子侧弯的类型、部位、旋转,
进行一对一培训,坚持锻炼,定期评估效果(图 3-3)。综合脊柱侧
弯矫形和康复治疗学会及国际脊柱侧凸研究会(SOSORT 与 SRS)
指南中的观点,对于生长潜能大的孩子,我们建议在两种情况下使
用:①脊柱侧弯 10°～< 20°,单独应用矫正训练,有可能减小侧弯
角度并预防进展;②脊柱侧弯 20°～45°,应佩戴支具,同时进行矫
正训练辅助治疗,以防止长期穿戴支具引起肌肉萎缩,减少将来脱
掉支具后侧弯反弹。注意:支具治疗仍然是必要的,运动疗法并不
能替代支具的作用。

　　其他方法:石膏和牵引等等。石膏固定治疗类似支具,可单独
用于年龄小于 10 岁的儿童早发脊柱侧弯,特别是对于 5 岁以下的
幼儿脊柱侧弯,许多研究及临床病例提示石膏矫形有效。牵引疗法,
顾名思义,其原理是通过装置拉伸患者的身体,需要经过专业医师
选择适合此方法的患者,在手术前或手术中帮助其脊柱伸直。再次
强调,矫姿带不是支具,对侧弯毫无作用。

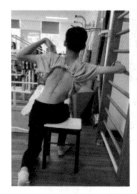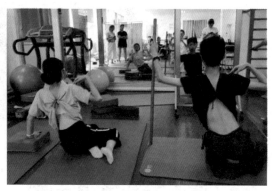

图 3-3　脊柱侧弯针对性矫正训练

最后,还有一项很重要的"治疗",那就是家长的陪伴与支持。脊柱侧弯经常会影响一些青少年的自我形象和自尊心,甚至导致心理问题。就像上一章我们反复讲到的那样,家长们应避免谈论关于脊柱侧弯危害或者形体美观的话题,应与孩子进行更多的交流,鼓励他们保持科学乐观的心态,督促他们进行日常的运动锻炼,陪伴他们走向自己的精彩人生。

 关键信息

1. 保守疗法中,只有支具治疗和针对性矫正训练被证明有效,其他方法目前没有证据表明有效。

2. 支具治疗结合针对性矫正训练,治疗效果可能更佳。

3. 家长的陪伴与支持也是治疗的一部分。

（黄崇安　王　胜）

第三节　脊柱侧弯的支具治疗

　　青少年就像一棵树苗,笔直的小树自然会长成笔直的大树,而弯曲的小树很容易越长越弯,因此有时需要我们人为地把它扶直,它才不会继续长弯。同样地,对于中度脊柱侧弯可以借助支具的帮助将弯曲的脊柱扶直,尽量避免未来手术治疗(图 3-4)。

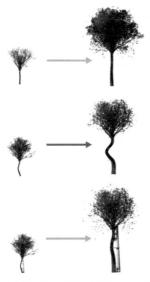

图 3-4　弯曲的小树很容易越长越弯,需要扶直才不会长弯

一、青少年特发性脊柱侧弯为什么可以进行支具治疗?

　　很多家长会疑惑脊柱弯曲竟然可以通过佩戴支具矫正,但其实这是有明确科学依据的。科学研究发现,脊柱侧弯发生主要是由于骨的左右两侧生长不平衡导致,青少年处在生长发育期,支具的作用原理是在骺板生长较快的凸侧施加压力以抑制弯曲生长,在凹侧减轻压力促进其挺直生长,以此达到两侧平衡。支具治疗的目的是尽可能在生长发育期间通过外力作用最大程度矫正脊柱曲度异常,以及减少对周围器官的影响。

二、青少年特发性脊柱侧弯什么时候进行支具治疗?

是不是所有的青少年特发性脊柱侧弯患者都可以通过支具得到有效的治疗?简单来说,如果孩子还处在生长发育期,当 Cobb 角 < 20° 时可半年一次复查脊柱 X 线片评估脊柱侧弯进展;当 Cobb 角在 20° ~ 45° 时,骨骼还未成熟,则需要支具治疗,骨骼发育成熟后支具治疗效果欠佳。

三、支具治疗的种类有哪些?

正如本书开篇"脊柱侧弯简史"中所介绍的,侧弯支具治疗已经有 60 多年历史。根据材料不同可分为硬支具和软支具,根据所治疗的侧弯位置不同可分为腋下型支具(色努支具等)和颈托式支具(密尔沃基支具),根据佩戴时间不同可分为全天式支具和夜间支具,根据作用原理不同可分为主动型支具和被动型支具。支具种类较多,临床医生会根据具体脊柱侧弯类型选择合适支具。国内目前使用全天式的色努支具或改良色努支具较多。

四、现代化支具发展

传统支具需先制作石膏模型,根据石膏模型进一步制作支具,存在变形大、后期需打磨、固定点不准确等缺点。随着科技发展,临床上逐渐开始用三维扫描结合 3D 打印技术来进行个性化的支具定制(图 3-5)。现代化的智能支具还有望应用压力传感器、手机软件等手段测试最佳矫正力度,并检测支具佩戴时长,监督患儿是否按要求佩戴支具。但此类智能支具的费用较高,目前尚未普及。

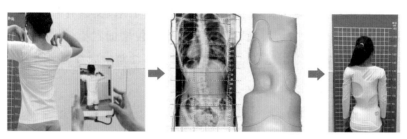

图 3-5　三维扫描和 3D 打印技术应用于定制个性化支具

五、如何判断一个支具是否有效?

一个好的支具穿戴时应使 Cobb 角减少 40%～50%,且躯干不产生明显偏移。可试佩戴支具 1～2 周,适应后拍 X 线片,观察侧弯矫正的效果。如矫正不满意,则需要调整支具;如矫正满意,一般在佩戴支具 3 个月后门诊检查支具佩戴情况,6 个月时,提前脱下支具 8～12 小时,再复查脊柱 X 线片,比较佩戴支具前后脊柱侧弯角度变化。如果脊柱侧弯角度较佩戴支具前有所改善或者侧弯进展小于 5°,说明支具治疗有效;如果角度较佩戴支具前增大,说明支具治疗效果有限,可考虑更换支具后继续观察;如果半年后复查发现侧弯快速进展或者大于 45°,说明支具治疗无效,需要考虑是否手术。骨骼发育成熟后支具对侧弯的矫形效果有限,女性通常在初潮 1 年后、骨骼发育接近成熟时每半年复查 1 次脊柱 X 线片,连续复查 2 次发现脊柱侧弯无进展,可逐渐减少支具佩戴时间,直至摘除支具。

六、支具治疗有哪些注意事项?

支具治疗期间对支具佩戴时间有一定要求,最好每天 22 小时以上。青少年依从性差,长时间佩戴支具对患者生活的舒适度会有一定影响,可能会因此产生自卑、抑郁等心理问题,因此良好地沟通是保证支具治疗顺利进行的重要保证。当不佩戴支具时,可以配合针对性矫正训练辅助脊柱侧弯矫正。长时间佩戴支具有时可能会出现压迫部位皮肤压痕、破损,可在受压部位增加软垫,保持干燥,采取调整松紧度等措施进行预防。关于更多注意事项参见第四节。

七、支具治疗案例

 案例 1

王同学,男,12 岁。2013 年 8 月在校园体检中发现疑似脊柱侧弯,到我院检查脊柱 X 线片显示角度达到 35°,侧弯进展风险大,医生建议进行支具治疗。穿上定制的支具后,其脊柱侧弯角度缩小至原来的一半以下。在家长的鼓励下,小患者每天佩戴支具 22 小时以上,并配合每天 40 分钟以上的针对性矫正训练,治疗 1 年后,脱下支具复查拍片,发现侧弯角度已经减小到了 8°,背部外观也得到了极大改善。治疗 3 年后,侧弯角度减小至 7°,患者开始逐渐减少佩戴时间,最终彻底脱支具。2020 年,王同学成年后回到我院复查,其脊柱弯曲角度仍然保持在 8° 以内,没有反弹(图 3-6)。

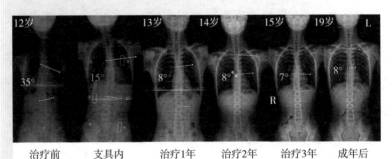

图 3-6 患儿治疗前后的脊柱 X 线片变化

案例 2

张同学,女,11.5 岁。月经未初潮,2014 年 5 月家长在无意中发现其有脊柱侧弯表现,到我院检查脊柱 X 线片显示角度达到 34°,侧弯进展风险大,建议进行支具治疗。支具穿戴下,其脊柱侧弯角度减小至 11°。小患者每天检查佩戴支具 22 小时以上,并配合 40 分钟以上的针对性矫正训练,治疗半年后,脱下支具复查脊柱 X 线片,侧弯角度已经减小至 19°,背部外观得到明显改善,医生为小患者更换了新支具。又治疗半年后,脱支具拍片,侧弯角度减至 14°,每次复查都在改善。治疗 2 年左右时,复查角度 13°,逐渐开始脱支具。2020 年,张同学成年后回院复查角度仅 11°,治疗效果保持良好(图 3-7)。

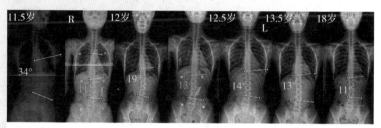

| 治疗前 | 支具内 | 治疗半年 | 更换支具 | 治疗1年 | 治疗2年脱支具 | 成年后 |

图 3-7 患儿治疗前后的脊柱 X 线片变化

案例 3

李同学,女,12.5 岁。月经未初潮,2015 年 11 月在校园体检中发现脊柱侧弯,到我院检查脊柱 X 线片显示侧弯角度约 27°,医生建议佩戴支具治疗。支具穿戴下,其脊柱侧弯角度减小至

12°。在家长的监督下,小患者每天佩戴支具22小时,治疗半年时,脱下支具复查拍片,角度略微减小至23°。治疗2年时,脱下支具复查拍片,角度已经减小至16°,背部外观也有较大的改善。继续治疗8个月后,小患者逐渐开始减少佩戴时间,最终脱支具。脱支具1年后,复查X线片,角度仍保持在15°(图3-8)。

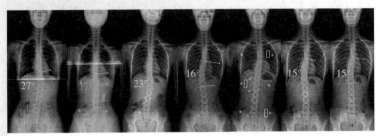

| 治疗前 | 支具内 | 治疗半年 | 治疗2年 | 支具内 | 治疗8个月
脱支具 | 1年后 |

图 3-8　患儿治疗前后的脊柱 X 线片变化

 案例4

　　谢同学,男,12.5岁。2018年7月家长在无意中发现其有脊柱侧弯表现,来院拍摄脊柱X线片显示侧弯角度达到42°,进展风险较大,建议佩戴支具治疗。支具穿戴下,其脊柱侧弯角度减小至14°。小患者每天坚持佩戴支具22小时以上,治疗半年时,脱下支具复查拍片,角度明显减小至23°。调整支具并继续佩戴1年后,脱下支具复查拍片,角度继续减小至18°,背部外观也得到了明显改善。2年后最终脱支具时,小患者的侧弯角度已从一开始的42°减小到了16°(图3-9)。

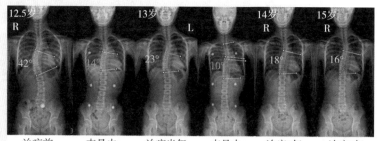

治疗前　　　支具内　　　治疗半年　　　支具内　　　治疗1年　　　治疗2年脱支具

图 3-9　患儿治疗前后的脊柱 X 线片变化

案例5

刘同学,女,12岁。2011年4月初次发现疑似脊柱侧弯表现,到我院检查脊柱X线片显示角度已达到29°,月经初潮刚来1个月,医生建议佩戴支具治疗。支具穿戴下,其脊柱侧弯角度减小至16°。小患者每天佩戴支具20个小时以上,治疗9个月时,脱下支具复查拍片,角度略微减小至23°。治疗15个月时,脱下支具复查拍片,角度已经减小至13°,背部外观也有较大改善,家长主动要求脱支具。脱支具8月后,复查X线片,角度略微反弹至21°,但患者骨骼发育基本成熟,此后侧弯进展风险较小,保持随访观察即可(图 3-10)。

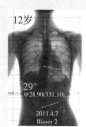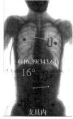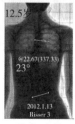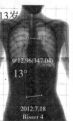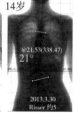

治疗前　　　支具内　　　治疗9个月　　治疗15个月　　脱支具
　　　　　　　　　　　　　　　　　家长要求脱支具　8个月后

图 3-10　患儿治疗前后的脊柱 X 线片变化

金同学,女,12岁。月经未初潮,2015年6月在校园体检中发现脊柱侧弯,到我院拍摄脊柱X线片显示侧弯角度达到28°,建议佩戴支具治疗。支具穿戴下,其侧弯角度减小至13°。小患者每天坚持佩戴支具22小时以上,治疗7个月时初潮到来,脱下支具12小时后复查拍片,角度已明显减小至18°。治疗2年时,开始逐渐缩短佩戴时间,最终脱支具。脱支具1年后,复查X线片,角度略微反弹至22°,但患者骨骼发育基本成熟,支具治疗成功(图3-11)。此后其侧弯继续进展的风险较小,保持随访观察即可。

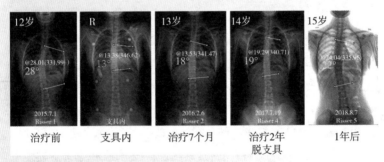

12岁	R	13岁	14岁	15岁
治疗前	支具内	治疗7个月	治疗2年 脱支具	1年后

图3-11 患儿治疗前后的脊柱X线片变化

郑同学,女,10岁。月经未初潮,2012年5月在校园体检中发现脊柱侧弯,来院拍摄脊柱X线片显示侧弯角度达到40°,进展风险很大,建议佩戴支具治疗,避免畸形加重。小患者每天坚持佩戴支具20个小时以上,治疗1年后,脱下支具复查拍片,侧弯角度减小至25°,但此时患儿的骨骼仍然很不成熟,剩余生长潜力大,侧弯还有可能继续进展。支具治疗 4 年时,其侧弯角度缓慢增大到 33°,但此时患儿月经初潮到来,生长发育开始减缓。治疗 5 年时,患儿骨骼已初步发育成熟,且侧弯角度控制在 35°(图 3-12)。虽然她的弯曲角度没有像有的孩子一样显著减小,但依然控制住了侧弯的恶化,避免了矫形手术,支具治疗成功。

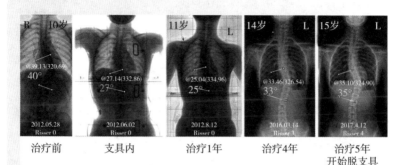

| 治疗前 | 支具内 | 治疗1年 | 治疗4年 | 治疗5年
开始脱支具 |

图 3-12 患儿治疗前后的脊柱 X 线片变化

 案例 8

马同学,女,10 岁。月经未初潮,2011 年 6 月初次发现脊柱侧弯,到我院拍摄脊柱 X 线片显示胸部侧弯角度达到 42°,进展风险很大,建议佩戴支具治疗,避免畸形加重。小患者每天坚持佩戴支具 20 个小时以上,治疗半年后,脱下支具复查拍片,侧弯角度减小至 29°,但此时患儿的骨骼仍然很不成熟,剩余生长潜力大,侧弯还有可能继续进展。治疗 3 年时,脱下支具复查,其侧弯角度略微增大到 33°,此时患儿骨骼已初步发育成熟,但依然保持支具佩戴。2019 年马同学成年后复查脊柱 X 线片,其胸部侧弯角度约为 38°。虽然她的弯曲角度没有得到显著减小,但与一开始的 42° 相比,切实控制住了侧弯的恶化,避免了手术,支具治疗成功(图 3-13)。

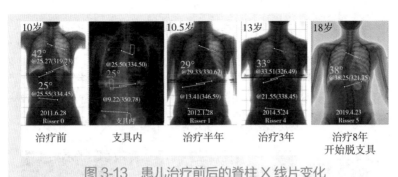

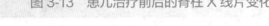

图 3-13　患儿治疗前后的脊柱 X 线片变化

关键信息

1. 支具是治疗青少年特发性脊柱侧弯的有效手段。

2. 规范的支具治疗是保证治疗效果的关键。

（陈教想　吴爱悯）

第四节　脊柱侧弯支具治疗的注意事项

支具治疗是一个长期的过程，只有遵循一定治疗原则并实施治疗方案，才能获得满意的矫正效果。佩戴支具的过程中应注意以下几点。

1. 中度侧弯（Cobb 角 20°～45°）需要支具治疗。对于轻度脊柱侧弯（Cobb 角 < 20°），不需要提前佩戴支具预防，建议继续观察。而重度侧弯（Cobb 角 ≥ 45°），建议进行手术治疗。

2. 在支具治疗的同时，结合科学的针对性矫正训练的综合疗法优于单一的支具治疗。

3. 第一次佩戴支具后 1～2 周,需拍摄佩戴支具下的 X 线片观察佩戴后效果,Cobb 角矫正相较于初始曲度矫正 40%～50% 或以上表明效果良好。支具佩戴后 3 个月来门诊检查支具佩戴情况,每 6 个月需进行复查并根据需要调整支具。而在复查前需脱下支具 8～12 小时,使脊柱恢复自然状态。视情况可能需要拍摄脊柱全长正侧位 X 线片,详情请咨询随诊医生。

4. 现代支具只有一小部分与身体的侧弯的部位紧贴,而其他部位则会留有一定的释放空间。在佩戴支具的时候,支具会在侧弯的部位施加压力将侧弯的部位向对侧推送,从而达到矫正的目的,因此侧弯部位的支具应该在不影响呼吸的情况下尽可能紧贴身体,才能充分发挥其矫正效果。同时,佩戴支具时应注意保持骨盆位置处于水平位,避免骨盆倾斜引起双侧下肢不等长等现象。

5. 由于支具治疗中支具需要陪伴孩子很长一段时间,所以在穿戴初期需要对支具进行适应。

第一阶段:首次穿戴后的 1～2 小时后取下支具,观察皮肤有没有变红。如果发现被压红,可先取下 1 小时左右再重新戴上,仍然不舒适那就需要支具师进行相应的调整。

第二阶段:穿戴后 1～2 周为适应期,在支具穿戴舒适的前提下,逐渐增加穿戴时间,由 "松" 到 "紧",在 1～2 周实现每天佩戴支具 22 小时以上。

第三阶段:长期穿戴,每日穿戴时间 ≥ 22 小时。即使晚上睡觉也需坚持佩戴。睡眠时,脊柱仍在生长,而侧弯也可能随之进展。不佩戴支具的时间,可根据孩子的生活习惯自行调整。对于正处于生长发育期的患者,支具佩戴时间越长,矫正的成功率也越高,一般支具每天佩戴时间 ≥ 22 小时较为适宜。剩下的时间可以进行体育锻炼、矫正训练、洗澡清洁等日常活动。

6. 在支具佩戴过程中,应注意支具的卫生,同时保持内衣的干燥,勤洗澡,勤换衣。支具内侧尽可能选择棉质衣物,以吸收汗液,同时衣服的内面不要有拉链、纽扣等异物。每天不佩戴支具期间,可定期对髋部和受压部位的皮肤进行数分钟的按摩,以避免出现皮肤破损和褥疮。如果发现皮肤发红,可以放松或脱掉支具一段时间,待皮肤发红消退,再穿戴支具。如果皮肤出现擦伤、溃烂等更严重情况,应立即脱下支具,尽快到医院寻求专业矫形师的帮助。

7. 佩戴支具期间,一旦支具出现大小不合适、变形或断裂,要立即联系支具师进行调整。即使是短时间失去支具的支撑也可能导致矫正效果变差。

8. 支具佩戴过程中可能会出现一些不适现象,例如局部压痛、睡觉困难、饭量减少等。大部分的不适都是可以克服的,佩戴时间不足会对治疗效果产生影响,因此请勿因轻度不适随意脱掉支具,但可适当调整。例如在佩戴过程中出现吃饭困难,可以在吃饭时放松支具,在饭后再加紧。但如果不适感一直存在甚至有所加重,应尽早联系医生或者支具师进行检查并调整支具。

9. 支具治疗期间无须限制体育运动,相反,运动是侧弯治疗中的重要辅助。积极锻炼有助于躯干肌肉的恢复,防止佩戴支具过程中肌肉萎缩、关节僵硬等问题的出现。特别是做一些缓和、放松支具压迫的动作,有助于减少长时间支具佩戴的不适感。在体育课前,孩子可以脱下支具,然后正常参加体育课上的运动锻炼,以免支具在运动时和出汗的皮肤摩擦,引起皮肤破损、过敏等不良反应。体育运动之后,建议擦拭身体,保持干燥,适时更换支具背心。

10. 支具佩戴对外观有一定影响,也有可能造成孩子身体上的不舒适,长期佩戴支具可能会对孩子心理与生活质量造成一定影响,出现自卑、心理障碍以及由于不适感带来的抵触情绪等心理。家长们务必要结合孩子的情况,注重对孩子的心理疏导,耐心向孩子讲解支具治疗的重要性,并鼓励其参加集体活动,消除心理负担是可以克服的,同时也保证支具治疗的疗效。

11. 支具的使用应持续到骨骼发育成熟,一般情况下,大多数女孩需要佩戴至月经初潮后2～3年,男孩则需要到青春期后期。待骨骼成熟后,复查脊柱全长X线片侧弯无进展,方可考虑停止支具治疗。停止支具治疗应采取逐渐减少支具佩戴时间的方式,可先改为夜间佩戴,后逐渐完全停止佩戴。

12. 脊柱发育成熟后侧弯进一步发展的可能性变小,支具治疗也随之停止,轻中度的脊柱侧弯一般在成年后不再发展或发展缓慢。

13. "背背佳"等矫姿带产品只能对姿势进行一定程度的矫正,对真正的脊柱侧弯没有实际治疗作用,请家长们理性看待,以免贻误治疗时机。

14. 不建议自行尝试瑜伽、按摩、牵引、针灸、小针刀或者中药治疗等一系列网络流传较广的非正规矫正方式,可能会延误病情。

15. 绝对不能自行上网购买支具。支具需要结合每位患者的自身情况定制,否则将影响实际疗效,甚至加重脊柱侧弯。

 关键信息

1. 支具治疗是一个长期的过程,需要规范佩戴才能获得满意的治疗效果。

2. 支具治疗的过程中,需关心孩子的生理及心理状态等注意事项,出现问题及时联系医生或支具师。

3. 支具需佩戴至骨骼发育成熟。

（倪励斌　田乃锋）

第五节　脊柱侧弯的矫正训练

发现孩子脊柱侧弯后，一些家长非常担心，他们不愿让孩子进行任何体育锻炼，甚至想请医生开请假单，好让孩子不参加学校的体育课。而另一些家长则希望通过锻炼来矫正侧弯，要求孩子每天花很长时间进行游泳、跑步、跳绳、吊单杠等训练，孩子非常辛苦，但侧弯角度不降反增。那么，脊柱侧弯的孩子到底需不需要进行锻炼，什么样的锻炼才适合侧弯的孩子呢？

其实，侧弯的孩子非常有必要进行正确的、有针对性的矫正训练。躯干部的肌肉是支撑脊柱生长的重要力量和动力，原本笔直的脊柱侧弯了，脊柱两旁的肌肉将变得不平衡，一些肌肉被拉长了，一些肌肉被缩短了，它们都不在自己最合适的长度下工作，所以肌肉力量都下降了。对于穿矫形支具的孩子，由于长期佩戴支具，"用进废退"，自身躯干肌肉力量不足，导致后期"脱支"困难，孩子脱掉支具后几个月角度就反弹了。而需要接受手术的孩子，也应该在术前和术后进行矫正训练，以提高躯干柔韧性、改善呼吸功能及增强肌肉力量。因此，个性化的矫正训练对每个侧弯的孩子都十分重要。

脊柱侧弯的矫正训练，又称医学形体训练，需要依靠专业康复治疗师的指导。盲目地在家练习瑜伽、普拉提，在健身房进行器械锻炼，或模仿网络上的一些矫形体操动作，不仅可能无效，还可能延误脊柱侧弯的治疗，错过最佳矫正时期，甚至因一些不合适的动作使侧弯加重。

脊柱侧弯的运动疗法分为物理治疗性脊柱侧弯特异性运动（physiotherapeutic scoliosis specific exercise，PSSE）和非物理治疗性脊柱侧弯特异性运动（non-PSSE）。脊柱侧弯是一种三维的畸形，不仅有侧弯，还有椎体的旋转和脊柱生理曲度的改变，因此，侧弯有很多不同的类型。针对性运动是根据孩子侧弯的类型、程度和体表特征个性化设计的矫形体操，着眼于减少畸形，预防侧弯进展，同时也可改善因穿矫形支具后的躯干僵硬和肌肉萎缩。而非针对性运动是指不根据侧弯类型来设计的运动,如脊柱柔韧性训练、躯干和核心肌力训练、呼吸功能训练、平衡功能训练等等。接下来,我们就"C"形脊柱侧弯(图3-14)为例来讲解脊柱侧弯的运动疗法。

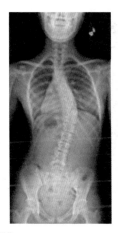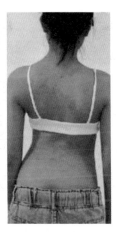

图3-14 "C"形(胸腰椎向右侧弯)脊柱侧弯的站立位
脊柱全长X线片和体表照片

一、日常姿势自我矫正训练

特发性脊柱侧弯虽然不是直接由于不良姿势引起的,但如果侧弯已经发生,日常的不良姿势可能会使侧弯加重。脊柱侧弯后,如果不对姿势加以控制,孩子们往往会采取最"舒服"的站姿和坐姿,而这些"舒服"的姿势往往是偏向侧弯的方向,久而久之,易使脊柱两旁肌肉力量更加不平衡、体表更加不对称。日常姿势的自我矫正,需要孩子对自己的侧弯有一个非常清楚的认知,练习正确的站姿、坐姿,避免偏向侧弯方向的姿势,使身体尽可能长时间地维持脊柱在矫正的位置上,从而降低侧弯进展的风险,改善体表对称度。

图3-15中左图显示孩子正常站立时胸腰椎呈右侧弯,骨盆偏向

左侧。中图显示孩子弯曲右腿站立时,胸腰椎向右侧弯和骨盆向左侧偏移都更加明显,这个孩子自认为更加"舒服"的姿势,反而易加重侧弯;右图显示孩子弯曲左腿站立,身体稍向左侧平移时,脊柱和骨盆位置明显改善。

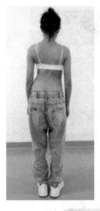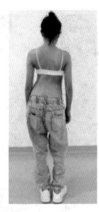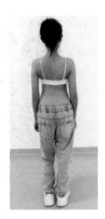

图 3-15 "C"形脊柱侧弯站姿

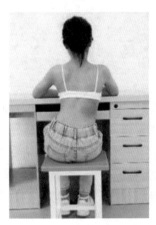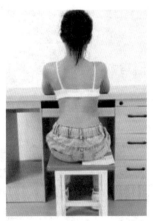

图 3-16 "C"形脊柱侧弯坐姿

图 3-16 中左图显示孩子正常端坐时胸腰椎呈右侧弯,骨盆偏向左侧;右图显示在孩子右侧臀部下垫一本书,身体稍向左侧平移时,

脊柱和骨盆位置都得到明显改善。

脊柱侧弯的孩子需要经常进行日常姿势自我矫正的训练,通过照镜子或观察自己背部照片的方式,增强对身体位置的感觉和控制,并将矫正的姿势融入日常生活中。

二、针对性运动——矫形体操训练

矫形体操属于脊柱侧弯的针对性运动,需要康复治疗师在仔细评估孩子的 X 线片和体表形态,给出专业的运动处方及个性化指导后进行训练。图 3-17 为德国"施罗斯"体系矫形体操训练的照片,如图所示,孩子在进行矫形体操训练时,脊柱应维持在笔直或稍过矫的位置。为平衡脊柱两侧肌肉力量,改善"剃刀背",孩子需要在脊柱矫正位上进行旋转成角呼吸训练,在吸气时将气吸到侧弯的凹侧(这个孩子胸段的左后方和右前方),在用力呼气时收缩脊柱两旁肌肉,可以感觉到肌肉明显紧绷、鼓起。

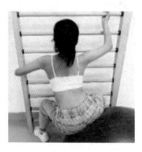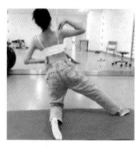
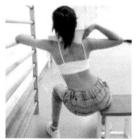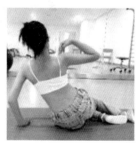

图 3-17 矫形体操训练示例

三、腰背肌和核心肌力训练

脊柱侧弯的孩子还应该进行腰背肌和核心肌力训练（图3-18），以提高和平衡脊柱两侧肌肉力量，增强脊柱的稳定性。这些运动包括鸟狗式、臀桥、死虫式、平板支撑等等，练习时进行两边对称训练，并且要特别注重躯干和核心的稳定，保持脊柱始终处于中立位置。另外，需要特别指出的是，一些胸椎生理曲度变直（俗称"平背"）及骨盆过度前倾的孩子，是不适合练习小燕飞等"俯卧两头起"的动作的，因为这会使他们脊柱的生理曲度变差。

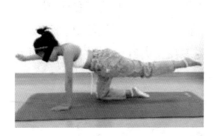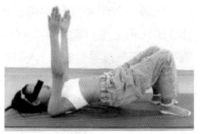

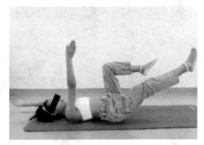

图 3-18 腰背肌和核心肌力训练示例

四、呼吸功能训练

脊柱侧弯的孩子大多采用胸式呼吸模式，加上日常喜欢弯腰驼背的姿势,导致膈肌张力低。若胸椎侧弯角度大,胸廓变形,则会影响孩子的呼吸功能,导致肺活量减小。因此,侧弯的孩子需要进行适当的呼吸功能训练,提高肺活量。较好的肺活量可以让孩子在练习矫形体操的呼气动作时获得更好的肌肉收缩,达到更好的矫形效果。而进行手术的孩子,也需要有较好的呼吸功能以加速术后康复,减少并发症。接下来,介绍一种被称为"90/90 桥式吹气球"的训练(图 3-19),它可以很好地改善呼吸模式、恢复最佳体态,并提高躯干的稳定性。

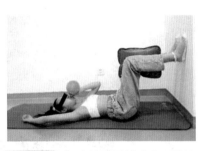

图 3-19 "90/90 桥式吹气球"的训练

如上图 3-19 所示,让孩子仰卧,双脚平坦地放在墙上,屈髋屈膝 90°。在两膝之间放一个 10.16～15.24 英寸(1 英寸 =2.54cm)的小球(图中为小扁枕)。将右手举过头顶,左手持气球。鼻子吸气,嘴巴呼气,骨盆后倾使尾骨轻轻抬离床面,腰部贴于床面。保持大腿内侧对小扁枕的压力,并在整个训练过程中维持这个姿势。然后,用鼻子吸气后,慢慢吹气球。用舌头抵住上颚保持 3 秒,防止气球泄气。在手不捏住气球出气口的前提下,舌抵上腭,继续用鼻子吸气,嘴巴呼气来吹气球。在4次吹气球后,用手捏住气球从嘴巴移开。放松,然后重复以上步骤 4 次。

五、矫正训练案例

 案例1

郑同学,女,10 周岁,小学四年级,月经未初潮,身高 148cm。2018 年 7 月在校园体检筛查中发现脊柱侧弯,拍摄脊柱 X 线片显示侧弯角度11°，当时建议密切观察，未进行治疗。4个月后复查X线片显示，仅仅4个月时间，她的侧弯角度就加重到了24°。

2019年1～3月，小患者在专业康复治疗师指导下，进行每周一次的1对1运动指导，结合每日1小时左右的家庭运动训练。经过小患者4个月的认真训练，X线片上的侧弯角度成功降低至10°以下（图3-20）。背部倾斜角度也从原先的7°减小到了2°，体表对称度有了明显改善（图3-21）。

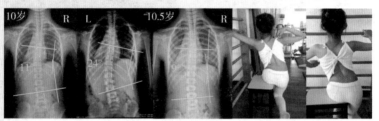

发现时11°　　加重至24°　　治疗4个月　　针对性矫正训练

图3-20　患儿观察发现侧弯加重后接受针对性矫正训练

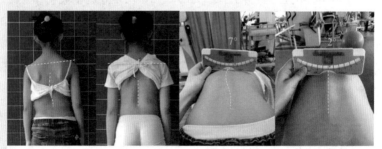

治疗前　　治疗4个月　　治疗前背部倾斜7°　　治疗后背部倾斜2°

图3-21　患儿矫正训练前后的背部外观变化

案例2

赵同学,男,12岁,2018年3月在校园体检筛查中发现脊柱侧弯,拍摄脊柱X线片显示侧弯角度11.6°,当时建议密切观察。2020年3月复查脊柱X线片显示,他的侧弯角度略有增加,达到了18.7°。在康复治疗师指导下,小患者开始每天坚持针对性矫正训练1小时,4个月后复查腰椎侧弯明显改善,角度又变回了11.0°。约1年后,其角度成功减小到了10°以下,背部外观也得到了明显改善(图3-22)。

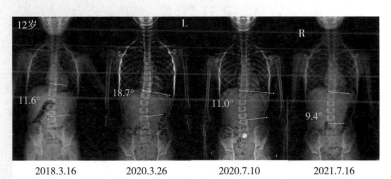

图3-22　患儿矫正训练前后的脊柱X线片

案例3

黄同学,女,8岁,2019年2月家长无意中发现患儿疑似脊柱侧弯,到我院门诊检查,拍摄脊柱X线片确诊脊柱侧弯,测量角度17.1°,医生建议可以尝试脊柱侧弯针对性矫正训练。在康复治疗师指导下,小患者坚持每天进行针对性矫正训练1小时,4个月后复查可见背部外观的不对称已经基本消失,侧弯角度减小到了5°。半年后复查X线片,她的脊柱侧弯甚至完全消失了,脊柱恢复了笔直(图3-23)。

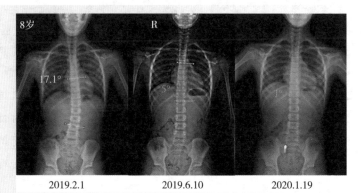

| 2019.2.1 | 2019.6.10 | 2020.1.19 |

图 3-23　患儿矫正训练前后的脊柱 X 线片

 案例 4

陈同学,男,13 岁,2019 年 11 月在校园筛查中发现脊柱侧弯,拍摄脊柱 X 线片显示侧弯角度 13.5°。小患者尝试每天进行针对性矫正训练 1 小时,3.5 个月后可见明显改善,侧弯角度减小到 4.5°。看到这样的结果后,陈同学马上放松了矫正训练,没想到 5 个月后复查时,脊柱侧弯角度又增大到了 12.1°。此后,陈同学恢复了每天 30 分钟的矫正训练,1 年后其角度稳定在了 10° 以下,成功控制住了侧弯进展(图 3-24)。

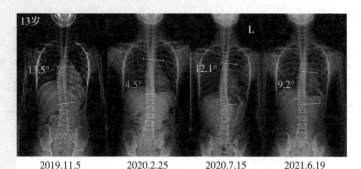

| 2019.11.5 | 2020.2.25 | 2020.7.15 | 2021.6.19 |

图 3-24　患儿矫正训练前后的脊柱 X 线片

案例 5

王同学,女,13 岁,月经未初潮,2020 年 8 月在校园体检中发现脊柱侧弯,脊柱 X 线片确诊了"S"形侧弯,腰椎侧弯角度达到 30°,医生建议进行支具治疗。2020 年 9 月小患者开始佩戴支具,支具穿戴下腰椎侧弯角度缩小到了 17°,每天佩戴 22 小时,3 个多月后,脱下支具 12 小时后复查,腰椎侧弯角度约 21°。

此时,王同学在医生的建议下,采取支具配合针对性矫正训练,每天佩戴矫形支具 20 小时以上,矫形体操训练 40 分钟左右。6 个月后,脱支具拍片显示腰椎侧弯减小到了 15°,外观也得到了明显改善。3 个月后再次脱下支具复查,其角度继续改善,腰椎侧弯减小到了 13°,每次复查都在恢复(图 3-25)。

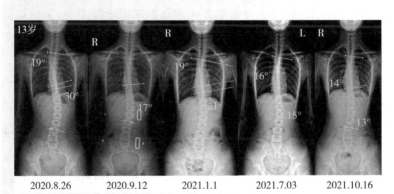

| 2020.8.26 | 2020.9.12 | 2021.1.1 | 2021.7.03 | 2021.10.16 |

图 3-25 患儿矫正训练前后的脊柱 X 线片

关键信息

1. 脊柱侧弯的孩子需要注意日常姿势,尽可能维持站姿、坐姿在"矫正位"。

2. 脊柱侧弯的矫正训练需要根据孩子侧弯的类型、程度和体表特征等进行个性化设计。

（黄晓丽　蒋松鹤）

第六节　日常生活和运动要注意什么？

日常生活习惯和体育运动不能够治疗真正的脊柱侧弯，但它们是支具治疗与矫正训练中的重要辅助环节。

首先是骨盆姿势问题。临床工作中我们常常会遇到这类现象，一部分脊柱侧弯的孩子骨盆出现两侧高低不等的情况，行走时总觉得屁股的摆动不一致，一些比较细心的家长们担心孩子的这种异常表现会影响到脊柱侧弯康复的进程。

其实，家长们的这种担忧也不无道理，骨盆也就是我们常说的屁股的位置，是脊柱侧弯康复进程中很关键的控制部位。我们的骨盆就像一个枢纽控制着我们的双腿，脊柱就像一个积木搭在我们的骨盆上，骨盆的高低、前后旋转以及内外扭转，不仅会影响我们双腿的行走方式，造成功能性长短腿，还会影响我们脊柱搭载的位置以及稳定程度。就像之前比较流行的手机盖楼游戏，搭载位置轻微地偏离正中线，都会导致整个"楼房"出现一定程度的侧弯。

那么，我们应该通过哪些方法去改变这种情况呢？首先，对于轻度骨盆姿势异常的孩子，或者有脊柱侧弯倾向的小朋友，要注意日常生活坐、站、走的姿势，不跷"二郎腿"，座椅、书桌高度要适宜，建议多做核心肌力训练。儿童、青少年的脊柱还处在生长发育时期，脊柱及骨盆周围的肌肉力量比较薄弱，长期不良的姿势习惯容易加重脊柱的侧弯。加强核心肌群的力量,有助于维持脊柱及骨盆的对称稳定。我们所说的核心肌群,包括下背肌、腹部肌群及臀部肌群。其次,对于比较严重的骨盆姿势异常的儿童,建议由专业的康复治疗师,根据 X 线片及体表情况进行调整。在调整结束后同样要进行长期的核心肌群训练,以维持骨盆的对称稳定,通常要坚持到脊柱发育结束为止。

1. 除此之外,日常生活中还有哪些需要注意的呢?

(1)书包不要过重,不要背单肩包。虽然书包过重不是造成脊柱侧弯的原因,但过重的书包可能会使已有的侧弯加重。孩子背过重的书包还容易出现圆肩驼背的体态,使背部的肌肉韧带处于拉伸状态,时间久了容易变得疲劳无力,不利于脊柱的稳定。同样的,单肩包将重量加在一侧肩膀,长此以往,容易形成高低肩,是加重青少年脊柱侧弯的比较常见的因素。根据中小学生书包卫生标准,孩子书包的重量不应超过体重的 10%。

(2)床和枕头的软硬度要适中。孩子的脊柱十分柔软,且容易定型。为了保持脊柱的生理曲度,建议选择软硬适中的床垫。床垫应平整、结实。如果睡在过软的床垫上,脊柱容易呈弯曲状态,不利于孩子的脊柱发育。而过硬的床垫不能配合人体正常的生理曲线,脊柱(特别是腰椎)不能得到很好的支撑,睡眠便达不到应有的放松效果。枕头应以软硬适中为好,睡觉时不宜让孩子整个肩背部一起置于枕头上,也不宜让孩子长期趴着睡觉。

(3)"瘫坐"很伤腰。应该避免长时间窝在沙发和床上看书、看手机,比如坐沙发时应该每隔 15 分钟改变一种姿势或者起身活动一下,并且每隔 40～50 分钟做一些简单的伸展操,放松僵硬的肌群。

2. 对于脊柱侧弯,哪些日常运动方式是不建议的,哪些是有利的呢?

(1)不建议经常做旋转及侧屈躯干的运动(图 3-26)。脊柱侧弯是一种脊柱的三维结构畸形,它不仅会出现左右方向上的侧弯改变,还会发生水平方向上的旋转。当背部向右侧弯而腰部左侧弯时,躯干单侧旋转在减轻背部(或腰部)旋转的同时会加剧腰部(或背部)的旋转程度;同样,躯干单侧侧屈在减轻背部(或腰部)侧弯的同时也会加剧腰部(或背部)的侧弯程度。

(2)做瑜伽或普拉提运动前,建议先请康复治疗师进行专业评估。瑜伽、普拉提等运动可以增强躯干的柔韧性和力量,但脊柱侧弯的孩子需要在明确自身弯型的基础上选择合适的动作练习,频繁练习不适合的动作可能会加速侧弯的进展。例如,脊柱侧弯的孩子,脊柱椎体的前端较后端偏高,容易出现平背的情况。若平背没有得到很好的改善,随着脊柱的生长发育,侧弯的程度很可能会加重。瑜伽中一些背部伸展的运动会加重平背的程度,所以我们需要评估孩子是否存在平背的情况,若有,则需要避免做这些动作(图 3-27)。

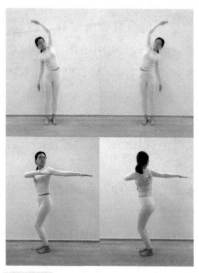
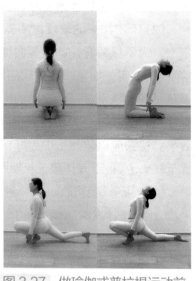

图 3-26 不建议经常做这类旋转 及侧屈躯干的运动

图 3-27 做瑜伽或普拉提运动前,建议先请康复治疗师进行专业评估

（3）不建议经常练习仰卧起坐（图3-28）。脊柱侧弯的孩子向前弯曲躯干检查背部的过程中，会观察到一侧背部的隆起越来越明显，也就是背部旋转幅度越来越大，这是由于脊柱侧弯时，脊柱旋转的中心位置改变了。当侧弯幅度超过25°时，经常做前屈或仰卧起坐的运动可能会增加背部的旋转幅度。

（4）不建议在未经评估及指导的情况下做吊单杠的运动（图3-29）。吊单杠和牵引床类似，是利用自身体重进行脊柱的牵引。脊柱侧弯是一个三维的脊柱畸形，除了侧弯，还会伴随椎体的旋转和正常生理曲度的改变。在吊单杠的过程中，脊柱单纯地被拉长，侧弯角度相对减小，但脊柱在水平面上的旋转没有进行纠正，休息的时候脊柱又会回到原本的状态，就像弹簧在卸掉外力后又回到了原来的长度。另外，脊柱侧弯的孩子经常存在胸椎生理曲度变直的情况。如果这样的孩子盲目进行吊单杠运动，会影响生理曲度的恢复，对侧弯的矫形十分不利。因此，建议在康复治疗师的指导下，进行脊柱牵伸类的训练。

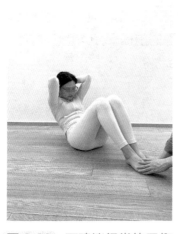

图 3-28　不建议经常练习仰
卧起坐

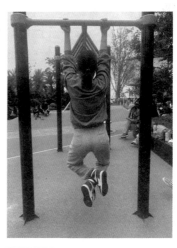

图 3-29　不建议经常做吊单
杠的运动

最后，虽然有脊柱侧弯孩子的运动锻炼有一些注意点，但这不代表脊柱侧弯的孩子应该减少体育锻炼。恰恰相反，我们强烈建议侧弯的孩子在了解自身弯型的前提下，正常参与日常生活中的各项体育活动，不要做过多的限制，因为体育锻炼是侧弯治疗中的重要辅助。佩戴支具治疗的孩子，也可以在体育课前脱下支具，只要不是高强度的身体对抗式的体育运动，孩子都可以参加，保证正常的体育活动量。游泳、跑步、篮球等全身协调性运动都是比较推荐的日常锻炼方式。

 关键信息

1. 若孩子有骨盆姿势异常，需要注意调整日常生活坐、站、走的姿势。

2. 脊柱侧弯的孩子在日常生活中应注意不要背太重的书包以及单肩包，避免窝在沙发和床上看书，应使用软硬适中的床垫和枕头。

3. 脊柱侧弯孩子在运动时有一些注意点，但不需要限制体育运动，而是应该在了解自身弯型的前提下，正常参加游泳、跑步等日常的体育锻炼，保证体育活动量。

（舒真谛　蒋松鹤）

第七节　儿童早发性脊柱侧弯的石膏固定治疗

一、儿童早发性脊柱侧弯石膏固定治疗概况

早发性脊柱侧弯的最新定义是指年龄小于 10 岁的儿童发生的

脊柱侧弯畸形,5 岁以前的特发性脊柱侧弯被定义为幼儿特发性脊柱侧弯。儿童特发性脊柱侧弯可以采取非手术治疗,其目的是在控制脊柱侧弯进展的情况下尽可能推迟手术干预时间或者避免手术治疗。因为推迟初次手术时间可以尽可能地使脊柱得到发育和生长,利于肺泡的发育成熟来维持胸腔容积,减少呼吸功能障碍的发生,从而减少呼吸相关的危险事件和降低后续的手术难度及风险。

石膏固定技术是骨科中历史最为悠久的一项治疗手段,也是治疗脊柱侧弯较为传统的技术。鉴于儿童骨骼尚未发育成熟,肌肉韧带系统力量相对青少年较弱,脊柱具有较高的柔韧度,可在外力作用下塑形并生长,因此通常有较好的矫形效果。石膏固定治疗脊柱侧弯的历史可以追溯至 19 世纪 80 年代,美国医生刘易斯·赛尔通过悬挂的三脚架,悬挂脊柱侧弯患者的手臂,使患者双脚完全离开地面,以此通过重力效应将患者弯曲的脊柱拉直矫正脊柱侧弯,而后通过石膏固定技术固定,这一技术理念为现代儿童早发性脊柱侧弯石膏固定治疗提供了一定的基础。

尽管随着社会及科学技术的不断发展,各类新型分子固定材料及各种治疗理念不断更新,石膏矫形逐渐被支具等其他治疗方式取代;但幼儿对支具的耐受性较差,一般很难按要求长时间穿戴支具,而石膏固定的耐受性较高,其在幼儿脊柱侧弯中的治疗效果常常优于支具。另外,石膏固定的成本也更低。因此,石膏固定仍然是儿童早发性脊柱侧弯治疗中一项常用且有效的治疗方式。

二、儿童早发性脊柱侧弯石膏固定方法

1955 年,Risser 最早介绍了一种石膏矫正法治疗脊柱侧弯。通过将患儿置于 Risser 平台,通过头侧下颌与尾侧骨盆对抗牵引,在保持牵引位的基础上进行石膏塑形,并且在塑形石膏过程中对脊柱侧弯凸侧施加力量进行矫形(图 3-30)。

1964 年,法国医生 Cotrel 和 Morel 对 Risser 法石膏固定进行了改进,提出了牵引下去旋转石膏矫形治疗早发性脊柱侧弯,并由英国医生 Mehta 推广应用。通过将双足悬挂在牵引架上悬空双下肢,头部则通过枕颌牵引带悬吊牵引,后穿上棉质内衬及衬垫,在侧弯突出相对应的肋骨体表处加压的同时施加去旋转力,固定双肩对抗去旋转力,后予以石膏固定(图 3-31)。目前临床上这种具有去旋转功能的 Mehta 法石膏固定更为常见。

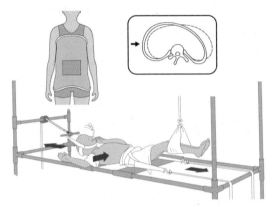

图 3-30 全麻下 Risser 法石膏固定治疗儿童早发性脊柱侧弯

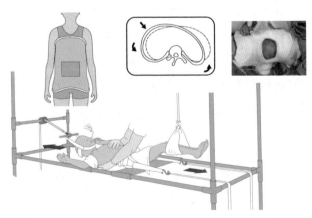

图 3-31 全麻下 Mehta 法石膏固定治疗儿童早发性脊柱侧弯

三、儿童早发性脊柱侧弯石膏固定治疗疗效

石膏固定矫形治疗针对儿童早发性脊柱侧弯,可以被认为是一种治愈手段或延缓策略,可用于阻止侧弯进一步加重,推迟未来的手术时间,避免过早手术带来肺和胸部发育受限。科学研究提示患儿经石膏固定矫形后,延迟手术的时间为 16～56 个月,平均为28 个月,能有效地控制脊柱侧弯的进展并延迟手术。同时石膏固定也可被认为是一种治疗方式,有医学研究结果显示患儿经过石膏固定后侧弯角度明显减小。因此,石膏固定是一项安全且有效的方式。

四、儿童早发性脊柱侧弯石膏固定需注意的问题

在石膏固定治疗儿童早发性脊柱侧弯过程中,一些问题也常常被家长所问起。首先是什么样的侧弯孩子适合接受石膏固定治疗,一般我们认为 5 岁以下、能够耐受石膏治疗、受累椎体多且侧弯角度较大的儿童可行石膏治疗。

在石膏矫形治疗过程中,小孩子在多次行石膏固定治疗后,侧弯无明显改善甚至是加重,那么则需要停止石膏治疗,联系医生更改治疗方式。当然石膏固定的时间也是一个在诊疗过程中被问及最多的话题,医生会根据患儿年龄制定治疗时间,一般需要至少持续治疗半年,在保证有效控制侧弯的前提下,尽可能地延长石膏固定时间。科学研究提到,多数的儿童治疗时间约为 3 年,而后更改治疗方式。同时为保障儿童的生长发育,需要我们不断地调整石膏形态及大小,年龄越小间隔越短,因此治疗过程中需要按时进行门诊复查,及时发现是否存在尺寸不合适的问题。

另外,石膏治疗会不会存在不良问题也是家长们所关心的话

题,一般来说主要问题是石膏可能会刺激儿童细嫩的皮肤。家长平时需多注意石膏内的内垫是否有效覆盖、是否滑动,一般皮肤并发症不是严重的问题。同时,家长们也担心长期的石膏是否影响小孩子的胸廓发育以及肺功能,既往的研究表明,当解除石膏固定后,通气功能无明显的异常。而对于合并有心肺功能异常的儿童脊柱侧弯患者,石膏固定可能并不是特别合适的治疗手段。

最后,患儿石膏固定需要在全麻下进行牵引,不少家长会对全麻存在一定的担忧。但随着目前麻醉技术的发展,儿童的麻醉是一项常规且安全的技术,麻醉导致的不良情况报道较少。

 关键信息

1. 对于小儿早发性脊柱侧弯,石膏固定治疗可以推迟或避免手术,并有可能降低后续的手术难度及风险。

2. 石膏固定法安全且有效,目前以具有去旋转功能的 Mehta 法石膏最为常见。

3. 石膏固定治疗时需注意相应并发症问题,要注意门诊定期复查,必要时调整治疗方式。

(李　耀　王向阳)

第八节　吃药、食补有用吗,不按医生的建议治疗会怎么样?

目前没有任何研究证据表明可以通过药物治疗或食补来纠正脊柱侧弯畸形。无论是中药、西药还是网络上流传的食补疗法,都不能治疗脊柱侧弯。就好比一棵歪脖子树，园丁不可能通过打农药或者施肥来把弯曲的树干变直。脊柱侧弯的孩子保证营养充足即可，如果确实有某种元素缺乏，再根据医生的建议补充。

再次强调，目前能改善脊柱侧弯的保守治疗方式只有支具和针对性矫正训练。专业的医生会根据患者的病因、脊柱侧弯类型、侧弯度数、骨骼发育的成熟度去判断患者侧弯加重的风险性，同时考虑患者治疗的依从性，综合评估后给出最合适的治疗建议。比如：脊柱侧弯类型为主胸弯的患者有较高的进展率（从 58% 到 100%），并且患者骨骼和性发育越不成熟，脊柱侧弯进展的可能性就越大，针对这类患者，医生一般会建议给予更积极的治疗。

如果患者不按照医生的建议治疗，可能会出现两种情况。①若患者选择了吃药、推拿、矫姿带等其他无效治疗，或者选择了强度不足的治疗方案，最可能的后果就是脊柱侧弯畸形加重。比如患儿小郑，发现侧弯时度数约 10.3°，2 个月后复查发现加重了约 6°，当时医师建议进行正规的施罗斯体操矫正训练，患儿家属未接受，经多方打听后选择某中医诊所进行针灸推拿结合中草药内服治疗。治疗一年后复查发现脊柱侧弯再次加重约 5°，此时家长虽然听从了医师建议接受支具联合矫正训练治疗，但不幸的是孩子每天支具佩戴时间很短，治疗时间严重不达标，4 个月后复查时侧弯竟然加重约 24°（图 3-32）。②如果患者选择了过度的治疗方式，比如过早戴上支具，或超高强度的矫正训练，虽然对于脊柱侧弯可能会有一定程度的益处，但同时也会对孩子造成不必要的身心负担，影响孩子的学习、生活质量，甚至带来一定的经济负担。

所以，脊柱侧弯患者一定要遵循专业医生的建议进行规范治疗。

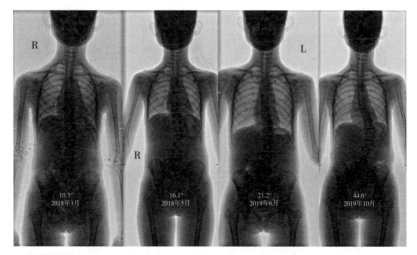

图 3-32 小郑,女,2008 年 6 月出生,2018 年 3 月初诊 10.3°, 2018 年 5 月建议行针对性矫正训练,患者未接受;2019 年 6 月建议支具治疗;2019 年 10 月复查 Cobb 角 44.6°。

 关键信息

1. 脊柱侧弯是骨骼结构性畸形,目前无法通过药物和饮食治疗。

2. 如果自行选择了错误的治疗方法或治疗的强度不足,可能会耽误和加重孩子脊柱侧弯的病情。

3. 如果自行选择了过度的治疗方式,容易对孩子造成过重的身心负担。

(方明桥　易先宏)

第九节　保守治疗不见好转怎么办？

很多家长觉得孩子到医院接受脊柱侧弯保守治疗，就必须要尽可能减小脊柱侧弯的角度，才算"好转"；要是能把脊柱恢复完全笔直，那就更好了。但事实上并不是这样。

脊柱侧弯保守治疗的主要目的是阻止侧弯进一步加重，降低手术率，尽量避免手术；次要目的才是适当减小侧弯角度，改善形体美观。正如前文介绍的，中度脊柱侧弯（20°～45°）的患儿，其侧弯本身对健康和形体美观并没有很大的危害，但如果骨骼发育尚未成熟，中度脊柱侧弯很容易随着生长发育快速加重，一旦进展为重度脊柱侧弯（≥45°），将需要考虑手术。正是因为这样，才需要及时采取支具、矫正训练等保守治疗方法，以阻止脊柱侧弯加重，避免手术。

事实上，即使是正规的支具治疗和针对性矫正训练，也不能保证使每个孩子的侧弯角度都得到显著改善。脊椎侧弯的恶化风险与年龄、骨骼发育成熟度、角度大小、性别、发病原因等多种因素有关（详见第二章第九节），总有一部分中度脊柱侧弯的孩子，即使接受了专业、正规的脊柱侧弯保守治疗，侧弯的角度也无法"好转"，甚至还会继续进展。但"没有好转"不等于治疗无效，只要最后能成功避免手术的需要，在骨骼成熟时孩子脊柱侧弯角度仍低于45°，并且没有出现明显的外观畸形或失平衡，本次保守治疗就可以说是成功且有效的。

如果不仅"没有好转"，而且还快速发展到45°，或者出现了明显的外观畸形或失平衡等情况，通常可以定义为保守治疗无效，最终可能需要进行手术矫形。比如先天性、神经肌肉性、综合征性等类型的脊柱侧弯，保守治疗的效果非常有限，很难通过支具和矫正训练好转。再比如发现时角度就已达到 45° 的重度脊柱侧弯,保守治疗的效果也较差。如果真的需要手术治疗,也不需要害怕,脊柱侧弯的手术治疗已经非常成熟,配合相应的先进设备,手术风险已经大大降低,能够很好地保障患儿安全。

曾有一位患者小白,12 岁,发现侧弯畸形时已达 52.5°,当时建议他进行手术治疗,患儿家长跟孩子都对手术治疗存在较大顾虑,选择了支具保守治疗。在坚持了两年多的治疗后,畸形并无好转,并且未来很可能继续恶化,最终还是进行了手术矫正(图 3-33)。

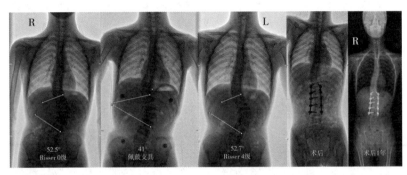

图 3-33 小白,男,12 岁时初诊 Cobb 角 52.5°,建议手术,患者选择支具治疗;治疗 2 年后无好转,未来可能继续进展,随即行手术治疗

 关键信息

1. 保守治疗的主要目的是阻止侧弯进一步加重,尽可能避免手术,其次才是适当减小角度、改善外观。

2. 如果保守治疗不见好转,并且侧弯持续加重到 ≥ 45° 或出现明显的外观畸形、失平衡,则需要考虑手术治疗。

(方明桥　张敬东)

第十节　双下肢不等长脊柱侧弯如何诊断和治疗?

一、双下肢不等长脊柱侧弯的诊断

首先进行双下肢长度的测量。先让孩子躺平及放松,将骨盆摆正,用卷尺从髂前上棘开始测量,通过膝盖前方的髌骨中点,直到踝关节内侧突起骨头的下方,得到一侧下肢的长度。同样的方法测量另一侧下肢的长度。如果相比后双下肢长度相差 2cm 以上,孩子走路就有高低不平的感觉。当然最准确的测量方法还是在双下肢全长位下的 X 线片中测量(图 3-34)。

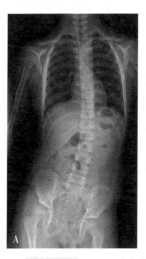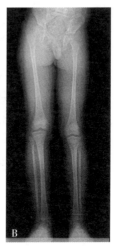

图 3-34　双下肢全长位 X 线片测量

A. 男孩,13 岁,脊柱全长正侧位片:脊柱呈现"C"形侧弯改变,顶椎偏离中轴线距离 35mm;B. 两下肢全长正位片:骨盆倾斜,右下肢较左下肢长约 38mm。

有一部分家长是因为发现孩子走路姿势不对,继而去医院检查才发现孩子患有脊柱侧弯。当孩子一侧下肢较短时,会出现跛行的步态异常,表现为较短的那只腿用足尖走路,而较长的那只腿会把髋部和膝盖弯曲起来行走,严重者甚至像坐着一样走路,称为"坐位行走",这样可以代偿约 10cm 的双下肢长度差。

但是出现走路跛行等异常姿势也不一定代表双下肢不等长,因为较严重的脊柱侧弯时,孩子为了保持身体的平衡,走路时会不由自主地将骨盆往一侧倾斜,继而出现步态异常。为了确定双下肢是否等长,不能单纯依靠步态来判断,而是需要通过准确的测量来得出结论。

二、双下肢不等长脊柱侧弯的治疗

一旦诊断为双下肢不等长的脊柱侧弯,在治疗方面,准确测量双下肢长度发现双下肢不等长后,除了其他章节提到的针对脊柱的治疗外,还可以进行针对双下肢的治疗。

下肢等长的意义不仅在于外观,更主要是在于功能。异常的走路姿势引起骨盆额外的升降运动,导致消耗更多体力。久站后显著的肢体短缩也会引起腰背部的疼痛。治疗的目的也是为了获得平衡的脊柱和骨盆、等长的肢体和正确的负重轴(图 3-35)。

有 4 种方法可用于治疗下肢不等长情况,即垫高鞋垫、健侧肢体骨骺阻滞、健侧肢体缩短手术和短侧肢体延长手术。其中主要保守治疗方法为垫高鞋垫。

对于相差 1.5cm 以内的下肢不等长无须治疗,因为多数正常人双下肢长度也存在轻微的差异(小于 1cm)。如果家长或孩子要求治疗,可用 1cm 厚鞋垫垫入短侧肢体的鞋中,补充短侧肢体的长度,注意不必完全补偿两腿不等的长度。

对于差异较大(> 2cm)的不等长,也可采用垫高鞋底的办法,在鞋内垫高的同时还需从鞋的外部垫高,但鞋底前部可以少垫一些。

但当长度差超过 5cm 时,垫高鞋底既不美观又不稳定,需要特制支撑物或者矫形支具辅助支撑踝关节。建议每矫形半年复查一次。对于 2cm 以上的双下肢不等长,如果鞋垫保守治疗的效果不理想,医生可能会建议进行健侧骨骺阻滞或短侧肢体延长等手术治疗。

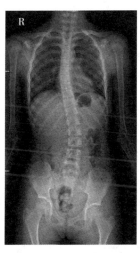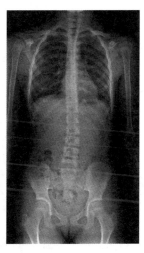

图 3-35 在矫正双下肢不等长之前,可见患儿骨盆倾斜,脊柱侧弯明显;矫正双下肢不等长后,骨盆倾斜消除,脊柱侧弯角度明显变小

关键信息

1. 下肢不等长可以引起脊柱侧弯。

2. 下肢不等长引起的脊柱侧弯,可通过纠正下肢不等长来减轻或消除。

3. 下肢不等长需要专业的儿童骨科医师根据具体情况选择治疗方案。

（陈　栋　张敬东）

第一节　什么情况下要手术治疗，最佳手术时机是什么时候？

门诊就诊的脊柱侧弯患儿，大多数不需要治疗，需要手术的更是少之又少。当患儿家长在专科门诊就诊被告知需要手术治疗时，内心往往是害怕、恐惧甚至是抗拒的。待其冷静后，大多数家长会提出以下疑问："医生，一定要做手术吗？不做会残废吗？""医生，能不能等孩子再大点再做手术？"如何回答家长这两个问题？十字箴言送给你——不怕没方案，就怕误诊断。任何一个脊柱侧弯患儿的诊断、分型都要准确，否则一步错步步错。

一、特发性脊柱侧弯

一般来说，是否需要手术参照以下三个标准。

1. 胸弯（胸部弯曲弧度）≥ 45°　即前文多次提到的重度脊柱侧弯（≥ 45°）需考虑手术。

2. 腰弯（腰部弯曲弧度）≥ 40°　腰弯的标准范围可适当从45°缩小到40°，因为腰弯更容易继续进展，产生脊柱的失平衡；而且到晚期后容易形成退变性侧弯，出现腰背痛等症状。具体应根据青少年的脊柱平衡来判断，如果骨骼已经发育成熟，脊柱平衡较好，外观畸形不明显，可考虑暂缓手术。

3. 脊柱弯曲弧度 ≥ 50°，无论弯曲的位置在哪，一般都需要手术，不仅出于美观考虑，更重要的是为了防止角度继续恶化，以及呼吸功能障碍和骨关节炎的过早出现。

手术时机：如果侧弯进展情况允许的话，一般等到 12～15 岁时进行手术较为合适，因为这个时候心肺和骨骼发育已相对成熟。

但是脊柱外科医师在临床工作中，并非像机器被灌输电脑代码一样机械地执行上述原则。总的来说，特发性脊柱侧弯的治疗取决于畸形发现时的年龄、进展速度、侧弯度数、生长发育程度、外观畸形、躯体平衡和未来的发展趋势。决定是否手术及手术时机时，需对患儿的骨龄、生长发育状态、结构特征，特别是对外观畸形和躯干平衡等因素加以综合考虑，做到具体问题具体分析。比如有些躯干明显偏斜、生长潜能较大的孩子，即使角度小于 45° 也可能要考虑手术。而有些孩子虽然角度已经超过 45°，但躯干平衡性非常好，骨骼也已成熟，就可以先采取保守治疗。

二、先天性脊柱侧弯

先天性脊柱侧弯分型中最常见的是单侧椎体形成不良导致的半椎体畸形，其中一部分半椎体畸形患儿脊柱侧弯快速进展，造成躯干倾斜，且支具治疗无效。为了避免脊柱侧弯进一步加重，可能需要去除致畸因素，通过手术切除半椎体（图 4-1）。

手术时机：一般来说，3～5 岁即可接受手术；对于脊柱侧弯进展严重的，可提前至 3 岁之前；对于脊柱侧弯进展缓慢，脊柱尚呈平衡状态，可先观察，待 5 岁以后行手术治疗，甚至避免手术。

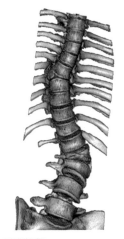

图 4-1　半椎体畸形

三、神经肌肉性脊柱侧弯

由于神经系统病变导致脊柱周围的肌肉力量不平衡,通常发病早,在生长期呈快速发展,支具治疗效果差,并且在骨骼成熟后仍继续发展(不同于青少年特发性脊柱侧弯),容易影响患者心肺功能,且发病越早,畸形会越严重。因此,一旦达到手术指征的度数,需早期积极手术治疗,否则,脊柱侧弯病程越长,发展越严重,矫形也越困难。

四、综合征性脊柱侧弯

非特发性的脊柱侧弯本身就比较少见,而在各种各样复杂的综合征之中,同时又并发了脊柱侧弯,则更为罕见。这些综合征包括马方综合征、普拉德 - 威利综合征(俗称"小胖 - 威利综合征")、埃勒斯 - 当洛斯综合征、成骨不全、黏多糖贮积症及先天性多发性关节挛缩症等。

以马方综合征为例,约 60% 患者存在脊柱侧弯,1/4 ~ 1/2 的患者需要手术治疗,其脊柱侧弯较青少年特发性脊柱侧弯更容易进展,尤其在青春发育高峰期,而且发育成熟后脊柱侧弯仍可继续加重,支具治疗效果差。侧弯角度超过 40° 的马方综合征脊柱侧弯患者,可根据患者病情考虑手术治疗。

由于综合征性脊柱侧弯牵涉全身多个系统,并发症多,往往需要多学科共同诊治。

关键信息

1. 对于真正需要手术的患者,不必害怕手术。

2. 决定是否手术及手术时机时,需要综合评估患者的脊柱侧弯情况。

3. 一般脊柱侧弯在骨骼成熟后进行手术,但很多严重的早发性脊柱侧弯需要考虑早期手术干预。

(许　聪　王　谊)

第二节　脊柱侧弯手术治疗的方法有哪些?

一旦脊柱侧弯达到一定度数,保守治疗无效,到达手术指征后,需要尽早手术治疗。很多家长和患者都非常困惑,治疗脊柱侧弯的常见手术方式有哪些? 门诊时经常有家长带着孩子,非常渴望地来咨询:我的孩子需要"打钉"吗? 网上说的生长棒技术(非融合技术)和脊柱融合技术都是什么意思呢?

事实上,作为医生,我们也非常希望为患者选择最合适的治疗方式。我们会根据不同的生长时期和脊柱侧弯角度,考虑进行不同的外科手术方法。总体上目前针对手术治疗的方法包括生长棒技术(非融合技术)、脊柱融合内固定技术以及胸廓成形术。

有些患儿,10岁之前就发生了脊柱侧弯,快速进展到40°以上,骨骼未发育成熟,需要继续生长。作为家长和医师,都希望有一种技术,既可以矫正脊柱侧弯,又可以允许脊柱随着孩子的年龄继续生长。于是,就出现了这里所讲的生长棒技术。简单来说,所谓生长棒技术,就是手术植入的内固定需随着患者的生长而逐渐延长。因此,生长棒技术需要对患儿做多次手术,第一次是生长棒置入,置入6～9个月通过一个小切口手术,按患儿成长需求进行撑开,延长生长棒。这种技术的优点是保留患儿的生长能力,但需要多次手术。因此,家长、患儿都要遵从医嘱,定期随访,配合医师手术计划。具体的手术特点和手术方式,我们将在下面章节详细介绍。

很多脊柱侧弯患儿,骨骼已经发育成熟,身高已经达到预期高度。对于这种患者,生长技术没有用处。我们需要的是尽力一次性完成矫形,同时把矫形好的脊柱固定好,融合成一体,避免脊柱侧弯继续进展。这就需要用到我们这里讲的融合内固定技术。简单地讲,就是通过钉棒系统或椎间融合器,将脊柱进行矫形,同时进行植骨,让脊柱侧弯区域矫形到满意位置后,长成一体化,起到稳定脊柱、缓解症状和改善外观的作用。

融合内固定手术可以通过前方切口,也可以通过后方切口,或者联合前后方切口。目前多数手术通过后方切口为主,主要是通过后方正中长形切口进去,然后医生会把钉棒等内固定物安装到脊柱侧弯部分,同时去除一些影响矫形的骨结构,进行脊柱的矫形。形状满意后,再用一些自体凿下来的骨碎块和异体骨等移植到内固定周围。这些钉棒内固定和骨移植物会在 3 ~ 12 个月时间,逐渐长成一体,形成类似“钢筋 - 水泥”的稳固柱形结构,保障我们矫形后的稳定。

手术矫形后,由于脊柱的弯曲被纠正,部分患者的身高会有一定程度的增加。虽然手术融合了部分脊柱节段,且这些融合节段永久地失去了活动能力,但脊柱整体的柔韧度仅有轻度下降,对躯干功能的影响不大。有一些比较僵硬的脊柱侧弯,需要经过前路松解,再后路固定矫形,可以安全、方便地起到较好的矫形效果。另外腰椎侧弯有时候也可以按患者畸形情况,选择前方入路进行手术,获得满意效果。

还有一些脊柱侧弯患儿的椎体旋转较为严重,向前弯腰时背部一侧高高隆起,胸廓变形非常明显,形成“剃刀背”畸形。这些患者,即使通过手术矫正了他们的脊柱,严重的胸廓畸形也很难明显改善。此时可以考虑采取胸廓成形术,即在脊柱矫形手术同时,通过去除部分肋骨来改善胸廓畸形,以获得更好的外观。

总之,我们需要根据患者的脊柱侧弯类型、形态、骨骼发育的成熟度、身高、女性的月经情况等综合因素,选择适合于患者的最终手术方案。

 关键信息

1.脊柱侧弯手术治疗包括生长棒技术、融合内固定技术以及胸廓成形术。

2.生长棒技术适合于发育未成熟的早发性脊柱侧弯(＜10岁)。

3.融合技术适合于骨骼已经发育成熟,需一次性完成矫形的患者。

(吴爱悯　张　雪)

第三节　生长棒技术与早发性脊柱侧弯

这是一位女孩,8岁时就发展成了严重的脊柱侧弯(图 4-2)。这位患儿具有以下特点:①年龄小,属于早发性脊柱侧弯;②骨骼发育未成熟,身体需要长高(图 4-2)。

笔者所在的单位为省属儿童医院,这种儿童早发性脊柱侧弯案例比较常见。早发性脊柱侧弯原因很多,包括先天性的、特发性的、神经肌肉性的和综合征性等。这些患者的共同特点是年龄尚小,随着生长发育,脊柱也将随之生长,这个时期做融合手术对患儿影响太大。因此需要一种既能矫正脊柱侧弯,又能允许患儿继续生长的技术,就是前面提到的生长棒技术。

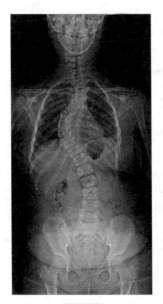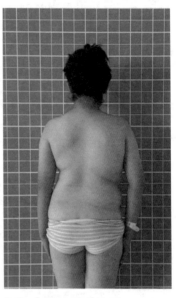

图 4-2　8 岁患者术前 X 线片和大体照

　　与融合固定手术一次性完成矫形不同,生长棒技术可能需要通过多次手术进行延长生长。生长棒技术包括好几种类型,比如延长生长技术,就是需要外部撑开力作用才能延长生长棒的技术;还有引导生长技术,其无须外部撑开力作用,仅提供引导脊柱自身生长方向的技术。另外有研究者设计了脊柱侧弯凸面压缩抑制生长技术,依靠限制脊柱侧弯凸侧生长,使凹侧自然生长起到治疗目的。

　　目前传统延长生长棒技术还是最为常用的技术,该技术需要定期行撑开小切口手术,实现延长生长的目标。本技术应用时间比较久,研究已经证明了该技术的有效性和安全性。上述患者(图 4-2),我们就使用了这种经典的生长棒技术(图 4-3),选择上胸椎和腰椎两个小切口作为生长棒的基座,分别采用 4 钉固定,把调节生长的多米诺置于中部(胸腰段区域)。置入生长棒之后,家长需每隔6~9个月带患儿入院行一小切口撑开手术,每次撑开并延长1.5~3.0cm。

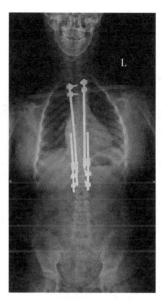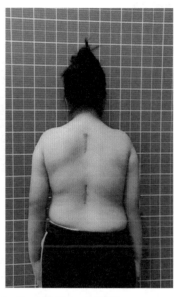

图 4-3 生长棒置入后 X 线片和大体照

虽然传统延长生长棒的治疗时间窗较长,会给家长和患儿带来一定的不便和麻烦;但其允许生长的优势明显,疗效和安全性相对较好,在临床上使用非常广泛。一般考虑每隔6~9个月进行一次撑开延长手术,因此需要家长、患儿耐心地遵从医嘱,定期随访,配合医师手术计划,以获得更好的治疗效果(图 4-4)。

为了避免每6~9个月的多次撑开手术也给患者带来的麻烦,目前国外已经开始尝试通过磁控生长棒植入,采用磁控方式门诊1~2个月行磁控撑开,取得了一些经验,其长期有效性需要进一步临床验证。

另外一些比较少用的比如 Shilla 技术和 Luque Trolley 技术。这些技术听起来比较陌生,其实其技术特征也是很简单的。Shilla 技术就是中间固定融合,两端钉棒上下可以自由延长;而 Luque Trolley 技术是两端融合,中间自由生长。这两种手术方式如果能理想实现,都是非常不错的构想。但由于人体生长、周围软组织缠绕等不确定性因素,常常无法实现理想的生长。

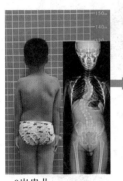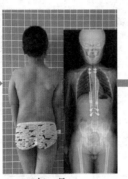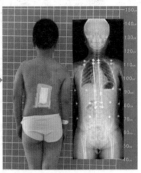

8岁患儿,
2020年4月接受手术
术前身高132cm

2020年11月,
第1次延长生长棒,
术后身高140cm

2021年6月,
第2次延长生长棒,
术后身高143cm

图4-4 多次延长生长棒的治疗效果

对于一些还在生长期,已经达到40°左右的脊柱侧弯,有学者设计了 Tether 技术。该技术通过阻碍凸侧生长,允许凹侧生长,从而起到矫形作用。该技术目前在国外有少量报道,其适应证选择和长期疗效安全性有待进一步验证。

 关键信息

1. 生长棒技术是一种既能矫正脊柱侧弯,又能允许患儿脊柱继续生长的技术。

2. 目前最常用的是传统延长生长棒技术,需每6~9个月定期到医院行小切口撑开延长。

3. 一些新的生长棒技术的长期疗效安全性需要进一步验证。

（吴爱悯　王向阳）

第四节　医生常说的"脊柱融合术"是什么？

这是我院收治的一位重度脊柱侧弯患儿，女性，14 岁（图 4-5，图 4-6）。严重的脊柱侧弯不仅影响了患儿的身体外形及日常生活，而且也造成了患儿心理阴影。在保守治疗无效，并且骨骼发育初步成熟的情况下，我们采用了脊柱侧弯矫形融合术。手术后患儿的外形得到了极大的改善，身高还直接高了 5cm，让她重获了自信（图 4-7，图 4-8）。

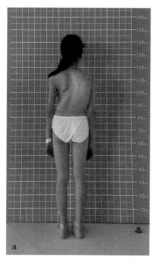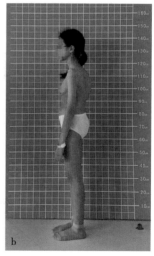

图 4-5　术前大体图

a. 术前后位大体照；b. 术前侧位大体照。

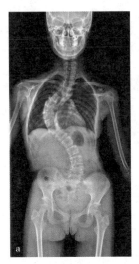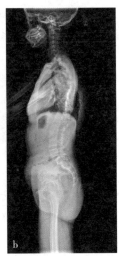

图4-6 术前X线片图

a.X线片正位图;b.X线片侧位图。

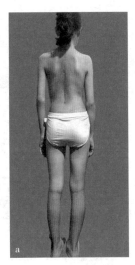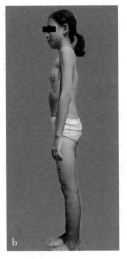

图4-7 术后大体照

a.后位大体照;b.侧位大体照。

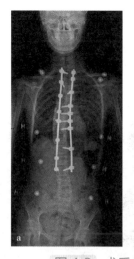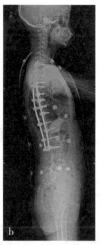

图 4-8 术后 X 线片图

a. X 线片正位图;b. X 线片侧位图。

一、什么是脊柱侧弯矫形融合术

脊柱融合术是用于纠正严重脊柱侧弯的最常见手术。对于某些患者来说,这意味着他们不用再长期穿戴支具了。对于严重弯曲以及对保守治疗无效的脊柱侧弯患者,我们建议进行脊柱融合术。脊柱融合术的最终目标是矫正脊柱的侧弯畸形,阻止弯曲的进一步发展并尽量减少脊柱变形。脊柱外科医生采用连接在椎体上的钩子或螺钉,将一根金属杆与之相连,椎体重新发生排序,侧弯得到矫正,随后采用一些取自患者髂骨的骨头(骨移植体)置于脊柱内的骨骼之间来融合脊柱。随着技术的发展,目前已更多地采用异体骨进行植骨,无须再取患儿的髂骨。脊柱融合固定手术可通过前方、后方或者前后联合一起进行。目前脊柱后融合固定术是最常见并且适用于大部分的脊柱侧弯。

这是另一位重度脊柱侧弯患儿,男性,15 岁(图 4-9)。严重的脊柱侧弯导致了明显的高低肩、背部弯曲,身体外观严重畸形。在保守治疗无效,且患儿骨骼发育相对成熟的情况下,我们采用了脊柱侧弯矫形融合术。术后患儿的背部外观得到极大的改善,重新挺直了腰杆(图4-9)。

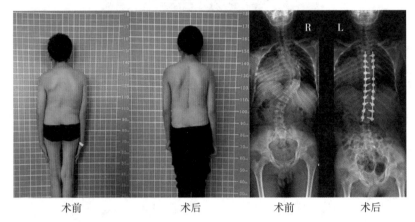

术前　　　　　术后　　　　术前　　　　术后

图4-9　15岁男孩手术前后的大体照与X线片

这是一位弯曲角度极大的重度脊柱侧弯患者,女性,19岁(图4-10)。重度脊柱畸形已经严重影响了她的生活。脊柱畸形还影响了她的消化功能,导致身形极度消瘦。我院果断采取了积极的治疗方案,术前适当牵引,做好充分的手术准备后,为她进行了脊柱侧弯矫形融合术。术后患者不仅身体外形得到矫正,生活能力和饮食更是大大改善。19岁的她终于能够独自站立,开始正常运动了(图4-10)。

这是一位神经纤维瘤病型的脊柱侧弯患者,男性,14岁(图4-11)。神经纤维瘤病本身的神经占位导致患儿双下肢无力,跛行,严重的脊柱和胸廓畸形还影响到了他的正常呼吸。经过神经外科手术切除挤压神经的纤维鞘瘤后,脊柱外科医生为他做了脊柱侧弯矫形融合术。术后患者双下肢肌力逐渐恢复,背部畸形得到矫正,呼吸功能也恢复了正常,终于可以回到学校正常生活和学习了(图4-11)。

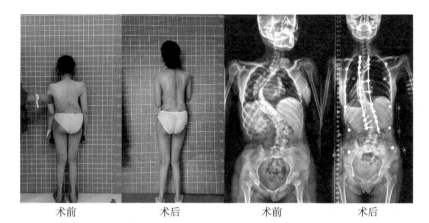

术前　　　　　　术后　　　　　　术前　　　　　　术后

图 4-10　19 岁女孩手术前后的大体照与 X 线片

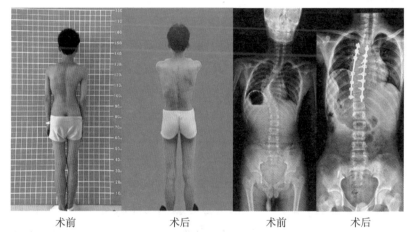

术前　　　　　　术后　　　　　　术前　　　　　　术后

图 4-11　14 岁男孩手术前后的大体照与 X 线片

二、脊柱融合术安不安全，有没有风险

随着如今的脊柱融合术技术广泛应用，脊柱融合术是否安全，是否有风险，会带来哪些利弊也成为患者最为关心的内容。成功的脊柱融合术能给患者带来满意的矫形与脊柱稳定，该手术逐渐成为多数术者首选的术式也与以下优点密不可分,包括①疗效确切;②可以极大程度地纠正脊柱侧弯;③术后患者身高增加;④纠正由畸形引起的脊柱不稳定性;⑤减少脊柱侧弯并发症的发生及发展;⑥防止脊柱再一次发生异常弯曲。

当然,任何手术均有风险,脊柱融合术也有一定的概率出现术中出血、神经损伤、术后感染、再次手术等情况。但随着手术技术的发展,该术式已形成较为成熟的体系,配合术前 3D 打印模型与导板个性化定制,术中神经电生理监护,O 臂导航系统及超声骨刀等先进设备的辅助,手术风险已大大减少,极大地保障了患儿的安全。

三、脊柱融合术后还能进行日常生活和参加体育运动吗

一般手术后半年内不建议做剧烈运动。早期需要患者佩戴支具进行简单的活动,如行走锻炼、肌肉拉伸等。术后 3 个月复查时,如果恢复良好可以不戴保护支具,但不建议患者做剧烈运动或体育活动。术后半年周围骨质和韧带生长较牢固,进行手术的脊柱区域会逐渐形成稳固的柱形结构,可以增加运动量,如慢跑,但不建议做高强度剧烈运动;因为剧烈运动可以引起脊柱再次侧弯或者矫形后再次骨折,从而引起不必要的并发症,脊柱侧弯术后的锻炼需循序渐进。具体运动措施以及运动量应该咨询医生,由医生制定详细的运动方式以及运动量,而逐渐促进患者的功能恢复。术后一年,除必要定期门诊复查外生活将没有其他限制。对于今后的职业选择和女性正常怀孕生育更不会造成影响。

 关键信息

1. 重度脊柱侧弯患者,如骨骼成熟、保守治疗无效,需考虑脊柱融合术。

2. 脊柱融合内固定手术是目前疗效最确切的手术治疗方式。

3. 脊柱融合术目前基本比较安全,手术技术和辅助设备的发展大大减少了手术风险,极大地保障了患儿的安全。

（盛孙仁　王向阳）

第五节　医生常说的"胸廓成形术"是什么?

脊柱侧弯是发生在脊柱上复杂的三维畸形,除了我们熟知的侧弯表现,椎体也存在一定的旋转畸形。胸椎是脊柱侧弯的好发节段,其椎体旋转带动肋骨的移位可导致患者后背双侧不对称,一侧会向上隆起,表现出胸廓的畸形。因为形似剃刀头,所以我们常把它称之为"剃刀背"（图 4-12）。严重的剃刀背不仅患者的日常生活受到影响,而且容易使患者产生自卑感和心理障碍,也是促使患者及家属就诊的主要原因之一,有时候甚至先于脊柱侧弯的诊断。虽然随着脊柱内固定器械的广泛应用,脊柱侧弯的疗效显著改善,但是严重的剃刀背畸形往往不能随着脊柱侧弯的矫正而得到明显改观,内固定装置的去旋转力还不能保证满意的胸廓去旋转,研究认为配合胸廓成形术能够明显改善剃刀背的矫形效果。

早在 1889 年,就有报道胸廓成形术在脊柱侧弯患者中应用,它可定义为是对组成胸廓的骨骼、软组织等结构进行矫形,从而达到改造胸廓外形并改善肺部功能的一类手术方法（图 4-13）。它的手术适应证主要为明显的剃刀背,患者会根据自身心理及对形体外观的要求提出行胸廓成形术;以及对于一些脊柱后路融合术已获得成功的患者,若残留肋骨畸形,抱怨坐椅子或者倚靠墙壁不舒服,且对外观有进一步要求,也会有肋骨切除的需求。

胸廓成形术的优点:①改善外观。能够有效降低剃刀背的高度,改变胸廓外观畸形严重程度。②作为后路脊柱融合的辅助手术。肋骨的切除可增加脊柱柔韧性,有利于侧弯畸形矫正,同时还可利用切除的肋骨做植骨材料。缺点:可造成气胸、胸腔积液、肺功能损伤以及呼吸衰竭等胸腔并发症。而与胸腔完整性破坏相关的并发症都是短期的、可控的,肺功能也基本在术后 6 个月至 1 年可恢复至术前水平。故我们认为对于胸廓畸形明显,有急迫矫正需求的患者,是可以计划行胸廓成形术的。

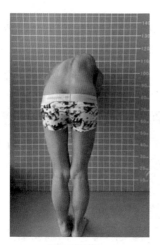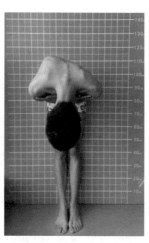

图 4-12 脊柱侧弯孩子剃刀背示意图

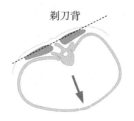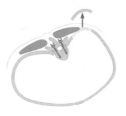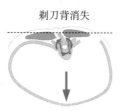

图 4-13 通过脊柱矫形手术和去除部分肋骨来治疗剃刀背畸形

关键信息

1. 胸廓成形术能有效改善剃刀背外观畸形。

2. 胸廓成形术有时可与脊柱融合术联合,以获得更好的手术矫形效果。

3. 胸廓成形术的并发症基本可防可控。

(金海明　王向阳)

第六节　决定接受手术治疗后要如何准备?

在决定接受脊柱侧弯手术后,家长和孩子可能还会有很多担心,比如手术前要做哪些准备? 手术中孩子可能面对什么? 手术后会不会疼痛? 这些问题,在这一节都将为您一一解答。

一、术前准备

(一)心理准备

在决定手术治疗之后,孩子和家长的心理准备尤其重要。我们的手术主体一般都是已经具备一定理解能力和沟通能力的儿童及青少年,在手术前告知孩子即将面对的手术,让孩子以积极主动乐观的态度配合手术及术后矫正训练。当然家长更应做好心理准备,配合孩子和医生达成更好的术后效果。

(二)避开月经期

女性月经期因为凝血功能的改变,可能会增加术中出血的风险,所以青春期的手术患者最好在月经刚刚结束后来院治疗,以减少术中出血。

（三）呼吸训练

术前的呼吸训练可以增加手术安全性,减少术后肺部并发症。最简单的方式便是"吹气球",使劲吹气球至膨胀最大甚至吹破,多次练习便可增加孩子的肺活量,减少术中及术后的呼吸功能障碍。

（四）学会"动脚"

"动脚"就是让孩子自己完成脚趾向上翘再向下抓的动作,目的在于检查脊髓运动传导通路的完整性,排除脊髓和神经根损伤的可能。一般在术后,孩子在完全清醒后,都需完成"动脚"动作,才能离开手术室返回病房。有部分患者可能需要"术中唤醒",即术中在浅麻醉下让患者完成"动脚"动作,这听起来是不是相当的恐怖,其实目前大部分医院会通过采取一定的神经电生理监测以防止术中可能出现的神经并发症,也就避免了"术中唤醒"的可能,家长和孩子大可放下心来。但是在术前让孩子熟练掌握"动脚"动作,能更好地配合手术进行及术后康复。

（五）麻醉术前评估

一般会在麻醉门诊或者患者床旁完成,麻醉医生会了解患者的既往史、用药史、过敏史、家族遗传史等,评估患者的心肺功能,针对可能发生的风险,以做好麻醉预案。

（六）术前禁饮禁食

患者接受脊柱侧弯手术需接受全身麻醉并气管插管,在插管和拔管的过程中,很容易发生反流误吸,而胃内酸性呕吐物进入肺部可能引起肺炎甚至危及生命。所以在术前要求患者禁饮禁食,具体时间安排如表 4-1 所示。

表 4-1　手术麻醉禁食禁饮时间

食物种类	禁食时间 /h
清饮料[①]	2

食物种类	禁食时间 /h
母乳	4
婴儿配方奶粉	6
牛奶等液体乳制品	6
淀粉类固体食物	6
油炸、脂肪及肉类食物	≥ 8

注:①包括清水、糖水、无渣果汁、碳酸类饮料、清茶及黑咖啡(不加奶),不包括含酒精类饮料。

二、术中准备

在孩子进入手术室后,麻醉医生会监测患者一系列的生命体征,并进行有必要的有创操作,例如动脉穿刺、深静脉穿刺等,以动态监测患者术中的生命体征,及时发现问题并妥善处理。针对术中可能出现的出血,麻醉医生还会通过自体血液回收机收集患者的出血,在经过洗涤浓缩后重新回输给患者,以减少异体血的输注。针对术前存在呼吸循环功能障碍的患者,麻醉医生也会做好准备,为手术保驾护航。总之整个手术的过程中,孩子都是处于麻醉睡眠状态,手术中可能出现的问题,就交给临时的"代驾司机"——麻醉医生吧。

三、术后康复

(一)术后疼痛

术后疼痛往往是孩子和家长最担心的问题,有时候孩子甚至会因为疼痛不敢翻身、不敢咳嗽导致术后并发症增多。别担心,麻醉医生会为孩子准备术后镇痛泵,通过多种镇痛模式,有效缓解孩子术后的疼痛,更有助于术后康复。

(二)术后恶心呕吐

儿童和青少年是术后呕吐的高发人群,麻醉因素、手术因素、药物因素等等都可能导致术后恶心呕吐的发生,预防性使用止吐药,可以有效防止术后恶心呕吐的发生。

总而言之,如果家长和孩子决定接受脊柱侧弯的手术治疗,那么您需要做的就是给予医生充分的信任,按照医生的安排做好各种准备。手术医生、麻醉医生、护士等医护人员一定会竭尽所能给您的孩子提供一个舒适、安全、无痛的手术。

 关键信息

1. 做好心理准备,学会呼吸和"动脚",避开月经期,术前准备要做好。

2. 麻醉门诊可以在术前对病情做好评估,并能指导术前禁饮禁食的落实。

3. 手术过程中患者都处于麻醉睡眠状态,术后的疼痛和其他不舒适,我们也会尽量帮孩子解决。

(朱纯纯　李　军)

第七节　脊柱侧弯的牵引治疗

一、脊柱侧弯与牵引治疗概况

在脊柱侧弯门诊,家长们常常会问小孩子双手悬挂单杠是否有治疗效果,其实这可以归类为脊柱侧弯牵引治疗的一种衍生方式。牵引治疗是脊柱畸形矫正治疗相当悠久的一种方法,其治疗历史可以追溯至公元前 3500 年甚至更早的时期。古希腊医生希波克拉底是第一个使用轴向牵引治疗脊柱侧弯,通过让患者平卧,使用皮革绳绑缚患者的两端,利用床两端的滚轮装置进行牵引,后续希波克拉底还发明了基于梯子进行的牵引方式。随着时间的推移,牵引装置也在不断发展与改进。目前较为常用的是皮肤牵引治疗和基于颅环(Halo)的骨牵引装置。皮肤牵引治疗主要为颌枕带皮肤牵引,Halo 牵引装置包括 Kane 在 1967 年研制的颅环股骨牵引(halo-femoral traction)装置,Levine 研制的颅环骨盆环支撑牵引(halo-pelvic traction)装置以及颅环重力牵引(halo-gravity traction)装置。尽管新型分子材料技术的发展与内固定手术技术已被广泛应用,牵引治疗在儿童脊柱侧弯手术治疗及非手术治疗中仍有着十分重要的地位,具有显著的临床疗效。

二、颅环牵引的作用

牵引多用于严重脊柱畸形的手术前准备,能改善呼吸功能和营养状态,减小侧弯角度,有利于提高手术安全性。颅环牵引是儿童脊柱侧弯较为重要且最常用的牵引方式。就我国而言,较为常用的颅环骨盆环牵引无论在术前牵引、手术后牵引以及手术中的牵引均发挥着重要的作用。首先颅环牵引可以作为一种非手术治疗的方法,以减少侧弯角度。另外针对严重的脊柱侧弯,颅环牵引是非常有必要的,通过牵引可以在一定程度上改善畸形,改善肺功能,以此降低手术难度及风险。同时颅环牵引还可用于脊柱松解术后的辅助治疗。

三、颅环牵引装置分类

临床中可供选择的牵引方式有很多种,临床常用的包括颌枕带皮肤牵引（图 4-14）、颅环股骨牵引装置（图 4-15）、颅环骨盆环牵引装置（图 4-16）以及颅环重力牵引装置（图 4-17）。

　　颌枕带皮肤牵引，是使用颌枕带置于颌枕之间作为牵引的一端，并使用下肢皮牵引装置包裹于双下肢皮肤，作为牵引的另一端，两端通过施加重量达到牵引目的。颌枕带皮肤牵引具有操作简易、无创等特点，但也引起皮肤牵拉不适感、牵拉力量有限等不足。

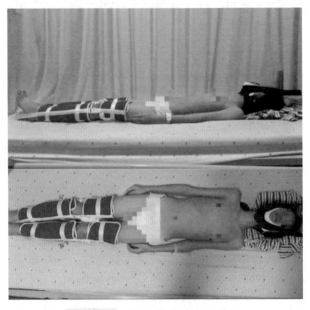

图 4-14　颌枕带皮肤牵引治疗

　　颅环股骨牵引将颅环及股骨作为牵引的两端，其可以提供强大的牵引力，主要用于术前短时间牵引，术中牵引有利于手术。对于日常长时间的牵引，该方式需要长时间卧床影响日常生活，同时长时间牵引可能导致骨质疏松、关节损伤等问题。因此颅环股骨牵引基本不用于日常牵引治疗。

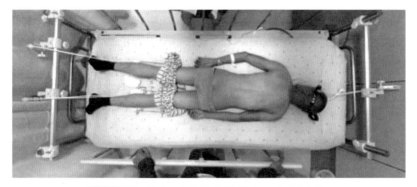

图 4-15　进行手术前实施的颅环股骨牵引

　　颅环骨盆环牵引,主要将颅环与骨盆支持环作为牵引的两端,通过支撑架反向作用提供牵引力。颅环骨盆环牵引在我们国内使用较多,牵引装置不涉及四肢关节,牵引过程中基本不影响日常活动,不影响患者呼吸功能及体能锻炼,因此可以用于日常持续牵引。同时也具有牵引力作用持续、稳定的特点。

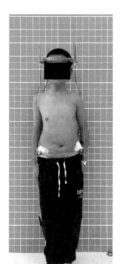
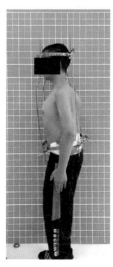
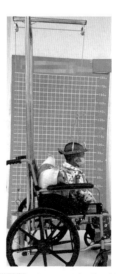

图 4-16　颅环骨盆环牵引正侧位　　　　图 4-17　颅环重力牵引装置

颅环重力牵引,主要通过自身重力作用实现牵引效果,可以在轮椅上或者行走中实现牵引,在国外的临床应用提及较多。该牵引方式无须卧床,也无须进行除颅骨部位外的置钉,同时自己也可以很容易地调节牵引力量,减少牵引导致的不适感。当然,该方式可能无法在平卧休息等情况下提供牵引力。

四、颅环牵引治疗儿童脊柱侧弯需注意的问题

在介绍了颌枕带皮肤牵引以及颅环牵引的几种方式及疗效后,估计家长朋友们心里还是存有不少的疑问及担忧。对于颌枕带皮肤牵引,门诊中被问及较多的问题,也是家长朋友比较关心的话题;主要为长期的皮肤牵引是否会对小孩子的皮肤造成损伤,以及牵引时的挤压是否会影响血液循环。通常来说,皮肤牵引基本不会对皮肤造成损伤,基本不会激惹儿童细嫩的皮肤,也很少阻碍血液循环导致双下肢水肿。

至于颅环牵引,首先家长可能最为担心的就是,牵引时在人体骨头内打入了这么多的钉子,会不会对小孩子的骨头生长发育存在影响。一般来说这方面的影响基本可以忽略不计。同时可能不少家长也担心打入的钉子会不会引起皮肤甚至是骨头及头颅的发炎,即所谓的感染。虽然临床研究中有报道过置钉部位的骨感染,以及置钉导致的脑脓肿,但需要说明的是其发生概率较低,同时医生置钉时也会非常地注意置钉部位及深度,确保牵引的安全。另外平时注意卫生,注意适当的消毒,钉道发生感染的概率较低;即使发生感染家长也不必恐慌,及时就医和合理的药物治疗是可以控制炎症的。

另外,牵引的时间也是大家所关心的话题。不同的牵引方式,牵引的时间也不同。一般来说,颌枕带皮肤牵引和颅环重力牵引所需要的时间最久,平均牵引时间为 4 周,有一些研究显示牵引持续时间

甚至超过了 12 周。颅环股骨牵引一般为 2～3 周,颅环骨盆环牵引多为 6～12 周。综合既往研究文献来说,牵引前 4～6 周的效果比较明显,超过一定时限后,牵引效率有限。对于一些存在呼吸功能障碍、营养不良的重度脊柱侧弯患者,需延长牵引时间。其次牵引的重量也是不可回避的问题,不足的牵引重量无法提供有效的治疗作用,过大的牵引则可能会引起一些神经损伤。综合既往研究及我们的临床经验,一般起始牵引重量为 1.5～2.5kg,每日增加 1.0～1.5kg 重量,最终牵引重量达到体重的 30%～50% 为相对安全范围。

 关键信息

1. 牵引多用于严重脊柱畸形的手术前准备,能改善呼吸功能和营养状态,减小侧弯角度,有利于提高手术安全性。

2. 多种颅环牵引方法各有优缺点,由主诊医生根据具体情况进行选择。

(李 耀 林 焱)

第八节　手术治疗的安全性如何?

当重度脊柱侧弯需要手术矫正治疗时,很多家属最担心的就是手术的风险及后遗症的问题,甚至有部分患者和家属因为担心害怕迟迟不愿意接受手术,延误了手术治疗的最佳时机,后果往往是脊柱侧弯的进一步发展和手术难度的加大。

如果真的需要手术治疗,也不需要害怕,现如今脊柱侧弯的手术治疗已经非常成熟,手术方式不断地改良并朝着微创化发展,且相应的设备及技术手段也在发展进步,例如术中神经电生理监护、3D 打印导板、术中导航技术、超声骨刀等,很大程度上减少了术后并发症发生的可能性。

一、术中神经电生理监护

术中神经电生理监护,是指应用各种神经电生理技术及血流动力学技术,检测处于危险状态中的神经系统完整性的技术手段(图 4-18)。最早的术中神经电生理技术在 1937 年由 Penfield 和 Boldrey 开展,应用于癫痫患者病灶的切除。此后,术中神经电生理监护逐步开展应用于术中脑缺血缺氧、面部神经、脑干功能、运动功能等的监护。在 20 世纪 80 年代,术中神经电生理监护已经成为一项成熟普遍的技术。在 2009 年,国际脊柱侧凸研究会(Scoliosis Research Society,SRS)发表声明,术中神经电生理监护是脊柱矫形手术中必备的方案。在脊柱侧弯的手术过程中,通过术中神经电生理监护,可以实现对脊髓结构以及神经功能的实时监测,及时发现手术过程中脊髓神经系统的功能变化,让外科医生有能力在第一时间判断脊髓神经的损伤,从而采取有效的干预措施,避免不可逆的损伤,有效降低手术的风险。我科常规应用最先进的神经监护设备和配有专门的神经监护师,极大保障了患者安全。

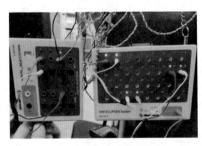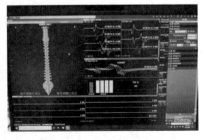

图 4-18　术中神经电生理监护

二、脊柱 3D 打印技术

3D 打印是以人体解剖为基础,使用各种制作材料,从而精准制造人体模型的技术。3D 打印在医学领域的运用,最早可追溯至 1990 年,技术开发者用 CT 扫描后 3D 打印出颅骨解剖模型。目前,3D 打印技术已经广泛应用于各种骨科手术,如脊柱手术、关节置换手术、四肢骨折及骨盆骨折内固定手术。在脊柱侧弯的治疗应用方面,在术前,可通过软件模拟以及对 3D 打印模型的观察,临床医生可以针对患者不同的畸形特点制定"个性化"的治疗方案,同时开展模拟手术;另一方面,3D 打印技术可以在术前定制患者个体化的置钉导向模板(图 4-19)。相对于传统的徒手置钉,使用 3D 打印导板置钉,不仅置钉的准确率更高,而且时间更短,同时不容易损伤周围神经血管,有效提高了手术安全性及手术质量。我科在国内率先应用 3D 打印技术治疗脊柱侧弯畸形,成果获得 2018 年浙江省医药科技进步奖一等奖。

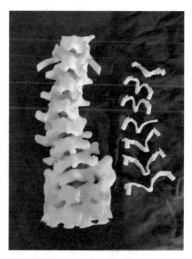

图 4-19 脊柱 3D 打印技术与 3D 打印导板

三、术中导航技术

1986 年,美国 Roberts 率先将计算机辅助手术导航系统(computer aided surgery navigation system,CASNS)应用于神经外科临床。到了 20 世纪 90 年代,得益于强大的计算机系统,实时图像处理和仪器追踪等问题得到解决,术中导航技术开始在脊柱外科手术中发挥作用。经过多年的发展,导航技术已经广泛应用于脊柱外科的手术当中,包括脊柱侧弯、脊柱螺钉固定、脊髓肿瘤手术等。我科配备了目前最先进的 O-arm 术中导航系统,充分保障患者安全(图 4-20)。通过导航技术,可以实现对病变位置的准确定位和实时模拟,可以大大减少手术创伤,明显提高椎弓根螺钉置钉的准确性。在保证安全性和准确性的同时,减少术中出血,缩短患者住院时间,从而加快患者的康复速度,早日回归正常生活。

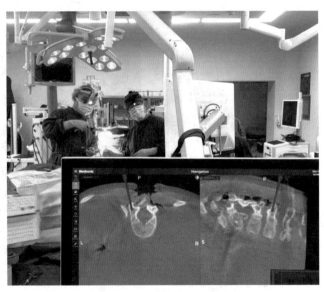

图 4-20　术中导航技术

四、超声骨刀

超声骨刀为新一代的手术器械,可将电能转化为机械能,因其具有组织选择性、良好的止血性能、对周围组织损伤小以及低产热、易操作等优点,已在脊柱外科、口腔科、耳鼻喉科、美容整形科及神经外科等领域得到广泛应用(图 4-21)。与传统的切骨器械相比,超声骨刀可根据不同组织的密度改变输出功率,由其产生的高强度聚焦超声波,只对特定硬度的骨组织具有破坏作用,并不会破坏到周围的血管与神经组织。此外,超声骨刀可以自动将温度调节到与人体体温相当,所以不会对脊髓产生热损伤;而由其产生的热效应,更是可以对手术伤口处起到止血作用,进一步缩小手术伤口与减少出血,从而使脊柱外科手术整体的安全性大幅度提升。我科目前已配备3台超声骨刀。

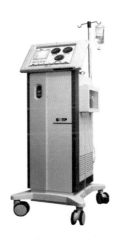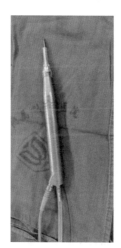

图4-21　超声骨刀

上述技术手段配合经验丰富的临床医师,显著降低了脊柱侧弯的风险。重度脊柱侧弯患者往往存在明显的脊柱结构异常,可能影响心肺功能。若不及时矫正,很可能导致患者的生活质量进一步下降。不能因为害怕风险太大,而逃避手术。患者在经过手术后,一般情况下4～10天出院,3～4周内可恢复日常活动,且手术不会影响大多数的活动。不要因为害怕手术而错失最佳治疗时机,发现脊柱侧弯达到手术指征后,应尽早到有实力、专业的脊柱外科治疗中心进行评估、治疗与康复。

关键信息

1. 脊柱侧弯发展到一定程度后,为了防止病情继续加重,不得不进行手术治疗,不要因为担心和害怕而错过脊柱侧弯治疗的最佳时机。

2. 脊柱侧弯的手术治疗已经非常成熟,配合相应的先进设备,手术风险已经大大降低,极大地保障了患儿的安全。

(倪励斌　窦海成)

第九节　脊柱侧弯手术治疗后会有并发症吗?

对于脊柱侧弯角度 ≥ 45°的重度侧弯患者,手术是治疗脊柱畸形最有效的手段。通过缜密的术前计划以及仔细的术中操作,绝大部分的患者均能获得满意的临床疗效。归功于手术及手术相关设备、方式、技术以及监护管理的改良与创新,如术中神经电生理监护、3D 打印技术、O-arm 导航系统、以及超声骨刀等技术与设备的常规应用,脊柱侧弯的手术治疗已经发展为较为成熟的体系,可以有效减少并发症的发生,保障手术顺利进行。但并发症并非完全不可能发生,认识自身可能出现的一些症状,有助于医生早期诊断、早期处理,从而避免发生严重的后果。

一、神经损伤

神经损伤是脊柱侧弯手术最为严重的并发症之一。神经损伤可以是轻微的损伤,患者会出现受伤神经平面以下的躯体感觉异常(如皮肤感觉麻木、自发性的皮肤灼烧或刺痛感),同时也可合并有肢体力量减退(如足背不能上翘、下肢不能抬离床面等)。对于严重的神经损伤会出现受伤神经平面以下截瘫,主要表现为躯体没有知觉,以及上肢或下肢完全不能自主活动,并会出现大小便不能自解等。另外,并不是所有神经损伤都是术后即刻发现,有的神经损伤是在手术结束一段时间后慢慢出现。因此,如果在恢复过程中出现肢体感觉麻木或者无力,如行走打软腿,行走障碍等应警醒迟发性神经损伤的发生,应联系医生给予及时的检查和处理。

二、肺部并发症

脊柱畸形往往同时合并有胸廓畸形,在手术治疗过程中,由于肋骨的部分切除或者局部松解等原因有些患者会出现肺部损伤,术后会引起胸腔积血,异常积气并导致肺被压瘪等。此时患者术后会出现胸闷甚至呼吸困难,如果患者术后已有胸腔引流管放置,应密切注意引流管里引出的血水的多少以及引出液体的性状;若发现有大量的血性液体引出应及时告知医生或护士。此外对于有前路手术患者,有时会引起淋巴管的损伤从而引起淋巴液渗漏,此时引出的液体可呈牛奶样。

三、感染

由于术前、术中和术后预防性使用抗生素,特发性脊柱侧弯患者手术后伤口感染率少于1%,但仍不能完全避免。伤口感染通常在术后3~5天出现高烧,并且伤口局部会出现红肿、伤口剧烈疼痛,甚至有跳动感,用手触摸伤口周边皮肤明显发烫等,部分患者伤口会有清亮液体或者脓液渗出。也有部分感染患者术后体温轻度或中度升高,而且伤口外观看起来也相对正常,尤其是当患者的全身状态不能持续改善时,应怀疑深部感染可能。术后我们应保持伤口清洁,一旦发现伤口敷料污染应及时予以消毒换药。此外,患者术中由于肺部干扰,术后卧床等原因,也应提防肺部或尿路感染可能,前者会出现咳嗽、咳痰,甚至呼吸困难等症状,后者会出现小便次数增多,尿道口疼痛,小便浑浊等表现,术后需密切注意。

四、肠系膜上动脉综合征

肠系膜上动脉综合征为脊柱侧弯术后的并发症之一,主要是由于侧弯矫形或者使用石膏背心固定等原因引起肠系膜上动脉压迫肠道,导致肠道局部梗阻发生,患者可能出现恶心,腹胀,腹痛以及间歇性的呕吐等症状。此时应禁食水,遵从医嘱。

五、取骨部位相关并发症

脊柱侧弯矫形术需行局部植骨融合,为获得充足的植骨量,部分患者需在自体的髂骨上凿取部分骨头。髂骨取骨后并不会影响骨盆的稳定性,但部分患者会残留取骨处疼痛或皮肤感觉麻木。此外,局部伤口感染也是取骨后的并发症之一。值得一提的是,随着技术的发展,目前已更多地采用异体骨进行植骨,通常无须再取患儿的髂骨。

六、内固定相关并发症

脊柱侧弯手术需要植入内固定螺钉,还需要植骨融合,在骨愈合以前,内固定的作用是矫正畸形,并且将脊柱维持在矫正后的稳定状态。早期内固定相关并发症,主要是螺钉植入位置不佳,通常是钉道偏内压迫椎管内神经组织导致术后患者出现肢体感觉麻木、疼痛,甚至力气减退不能正常行走。这种情况需术后及时手术再次调整螺钉位置。晚期的并发症,常见有内固定螺钉松动、断裂等现象,这往往是由于骨不能正常愈合,螺钉承受较大的应力引起。如果内固定的失败合并患者再次出现畸形加重,则需要再次手术治疗。因此在脊柱侧弯术后的早期,患者应佩戴支具,减少内固定的应力,促进局部骨愈合。同时,术后应定期复查拍摄X线片,了解脊柱矫形及内固定状况。

七、脊柱矫正丢失或失衡

脊柱侧弯矫形术后出现脊柱失衡,指的是脊柱负重轴在水平面、额状面或矢状面偏离正常的位置,它可表现为术后"高低肩",躯干倾斜,胸腰部局部"驼背"等。这种现象可由脊柱继续生长发育、畸形矫正丢失、手术范围选择不当、矫形过度超过正常代偿范围、内固定失效等原因引起。对于部分术后双肩不等高等现象,后期可以通过躯体其他部位的代偿慢慢恢复平衡,但若出现上述现象进行性加重,则往往需要再次手术矫正。

八、其他并发症

脊柱侧弯患者由于创面较大、术中出血相对较多,术后可出现贫血,表现为指甲、嘴唇发白,精神疲软等。部分患者由于内环境紊乱,术后可出现短期激素分泌异常,伴有小便减少等现象;此外,术后患者短期腹胀也较为常见。我们均应密切关注并及时和医生沟通,做到早期诊断、早期处理,就能最大程度地减少手术并发症所带来的危害,最后获得满意的临床疗效。

总之,脊柱侧弯术后并发症总体发生率不高,且随着技术和医疗设备的发展,手术安全性得到了越来越有效的保障,极大程度避免了上述并发症的发生。

 关键信息

1. 脊柱侧弯手术治疗后并发症发生率总体较低,手术相对安全。

2. 脊柱侧弯矫形技术和先进设备的发展,已使并发症风险大大降低,极大地保障了患儿安全。

3. 认识自身可能出现的一些症状,有助于医生早期诊断、早期处理,达到满意的临床疗效。

（武垚森　淦细红）

第十节　脊柱侧弯术后还需要注意什么？

一、脊柱侧弯患者术后需要拆线吗？

脊柱侧弯手术目前切口通常采用美容缝合,一般不需要拆线,但部分患者由于特殊原因不能采用美容缝合,则需要拆线。拆线时间一般在术后 14 天左右,其间需要对伤口定期进行换药,换药间隔一般为 3～4 天。

二、手术后的数日需要注意什么？

完全清醒 6 小时后可以开始进行正常的饮食,要多吃富含纤维的蔬菜,保证饮用充足的水分。还应在护士的指导下,练习深呼吸和咳嗽。有不适及时汇报给医生。

三、脊柱侧弯术后多久可以下地行走？

多数脊柱侧弯患者可在术后 3～5 天,伤口拔除引流管后即可在支具保护下缓慢坐起,若坐起后并无明显不适便可下地行走,但具体情况(包括术后何时可以进行锻炼,需要进行怎样的锻炼等)都需要听取手术医生的建议。

因为长时间卧床,且手术具有一定创伤,手术后患者相对虚弱,第一次下床可能出现脚软、无力、眩晕的表现,要预防可能出现的摔伤及意外。

四、脊柱侧弯术后需要多久能够康复？

手术后 4～10 天，一般可以视伤口愈合情况和全身情况予以安排出院。手术后 3～4 周，可以恢复日常活动，并回到学校学习。手术一般保留足够的弯腰功能，不影响大多数日常活动。手术后 3 个月，经门诊复查后，可以逐渐开始慢跑。手术后 6～12 个月，可以逐步开始正常的体育运动。

五、脊柱侧弯术后会不会"长不高"？

不用担心术后"长不高"，手术拉直脊柱后，孩子反而会"瞬间"长高 4～10cm；至于未来还能长多少，主要取决于孩子下肢的骨骺何时闭合、何时成熟，还取决于孩子的腿能再长多少厘米。

六、脊柱侧弯术后还需要佩戴支具吗？

术后佩戴支具的主要目的是保护体内的金属固定装置；同时，在患者侧弯矫形融合节段完全融合之前，对身体进行保护。支具至少需要佩戴 3 个月，在这段时间内凡是起身活动，都需要佩戴支具保护。夜间休息时可以不用佩戴支具。之后需要随诊医生根据恢复情况，决定是否可以逐渐减少佩戴的时间或者摘掉支具。

七、脊柱侧弯术后还要看医生吗？

术后门诊的随访复查很重要，在术后的第 1、3、6、12、24 个月需要到门诊随访，视情况有可能需要拍摄站立位脊柱全长正侧位 X 线片，具体事宜可以咨询随访的医生。之后也应每年进行一次复查，或根据医生医嘱及时来院复查。

如果患者在任何时间，出现任何明显的不适感（如伤口有烧灼感、隐隐作痛,或是出现严重的腰背疼痛等),应及时来医院就诊。

八、脊柱侧弯术后会复发吗,需要多次手术吗?

绝大部分脊柱侧弯患者术后不会复发,不再需要二次手术治疗。但对于小部分出现其他部位新的侧弯、内固定失效、矫形角度丢失等的患者,或是再次出现严重腰背部畸形等并发症的患者,可能仍然需要进一步手术治疗。

对于部分采取生长棒技术治疗的患者,也往往需要多次进行手术治疗。主管医生会在治疗期间,明确地告诉患者及家属长期治疗的方案,以及每次进行手术的大致时间。

 关键信息

1. 一般术后 4~10 天出院,术后 3~4 周可恢复日常活动,并回到学校学习,术后 6~12 个月,可逐步恢复正常的体育运动。

2. 术后还需佩戴支具至少 3 个月,并在术后的第 1、3、6、12、24 个月到门诊随访。

3. 绝大部分脊柱侧弯患者术后不再需要二次手术治疗。

(武垚森　李　洁)

第十一节　脊柱侧弯术后如何减少瘢痕?

瘢痕是各种皮肤损伤所引起的正常皮肤组织外观形态和组织病理学改变的统称,是人体创伤修复过程中的必然产物。瘢痕从外观和机体功能方面均可给患者带来心理和生理上的痛苦,脊柱术后遗留下的长条形瘢痕,尤其是延伸至后颈部胸部的外露瘢痕直接影响美观,严重者甚至影响患者自信心,使其产生自卑心理。因此怎样减少脊柱侧弯术后的瘢痕,在临床上要引起我们的高度重视。

一、瘢痕的性质

瘢痕组织是人体创伤修复过程中的一种自然产物。创伤修复有两种类型。一种类型是皮肤的表浅伤口,仅仅影响表皮,由毛囊、皮脂腺的上皮细胞起始,通过简单的上皮形成而愈合。修复后均能达到结构完整性和皮肤功能的完全恢复。另一种类型是深达真皮和皮下组织的损伤,通过瘢痕来修复。

二、瘢痕的病因

在正常的伤口愈合过程中,胶原的合成代谢与降解代谢之间维持着平衡状态。但在增生性瘢痕和瘢痕疙瘩中,这种正常的平衡被破坏,胶原的合成明显超过降解,最终导致胶原的大量堆积。虽然导致这种改变的确切病因尚不清楚,但许多因素与这种改变有关。

三、瘢痕的诊断

瘢痕虽然发生于人体表面,但对其作出一个明确的诊断是非常重要的,这对治疗方案和治疗时机的选择具有重要意义。对于瘢痕的诊断,应明确以下几个方面:瘢痕的增生活动期,表面呈红色潮红或紫红,充血明显,扪之坚硬;而在退化期,表面颜色变淡,质地变软,这与瘢痕发生的病程有关。但是,不同年龄和不同部位,其增生活动期的长短不一,应综合考虑。

四、瘢痕的防治

瘢痕的治疗是非常棘手的,很难获得非常满意的结果。从理论上来讲,瘢痕一旦形成,即使采用最精细的手术方法,也只能使其得到部分改善,而不能彻底根除。每次手术,都是一次新的创伤。因此采取各种措施,最大限度地预防瘢痕形成,与瘢痕的治疗具有同等重要的意义。

（一）防治原则

1. 早期干预　对脊柱瘢痕的早期干预,主要是指从上皮覆盖创面后瘢痕组织开始形成时即介入并采取一定的控制措施;包括瘢痕形成前和形成期两个阶段的管理。早期干预的目的在于降低脊柱瘢痕进一步发展的风险,即尽量去除各种造成瘢痕增生的因素,抑制瘢痕的生长。硅酮制剂、压力治疗和外用药物(如洋葱提取物制剂及某些中药外用制剂)等单一或者联合应用,是脊柱瘢痕早期干预比较有效的方法,可改善瘢痕症状及外观,且耐受性良好。

2. 联合治疗　瘢痕因其复杂的形成机制和持续的进展过程,单一治疗方案往往不明显,将各种有效方法进行合理地联合应用,包括不同机制、不同类别的治疗方案联用(如硅酮制剂和洋葱提取物制剂之间联用、药物联合手术、药物联合激光治疗等),效果更优。

（二）脊柱手术瘢痕形成的预防措施

1. 瘢痕形成前预防　必须严格执行无菌操作,刀片垂直于皮肤切开,动作轻柔,器械锐利,避免不必要的创伤,彻底止血,防止无效腔形成,无张力缝合,创缘对合准确;缝合时以创缘对拢为准,皮下组织缝合确切到位,必要时采用减张缝合方法。

2. 瘢痕形成期预防　脊柱瘢痕形成后采取一些措施对瘢痕的生长仍然会有一定的抑制作用,可以减少瘢痕形成的程度,减少瘢痕对机体的影响。主要方法有压力疗法、药物疗法、放射疗法、光电技术疗法和功能康复综合疗法。

（三）脊柱手术瘢痕的治疗

脊柱瘢痕治疗方式的选择取决于瘢痕的分类、患者的瘢痕史及治疗依从性等。

1. 线性增生性脊柱瘢痕 脊柱侧弯手术切口缝合后临床上常见到一些缝合后的切口瘢痕,不仅中间有一条宽阔的增生性瘢痕,而且两侧还各有一排显著而突出的点状瘢痕,这种瘢痕有时不仅遗留外形缺陷,在瘢痕增生期还有痒、刺痛难耐的症状。针对这种线性增生性脊柱瘢痕的不同情况推选以下几种治疗方案:

(1)首选治疗方案包括硅酮制剂、脉冲染料激光或点阵激光治疗。点阵激光也可用于增生性脊柱瘢痕成熟期的治疗。

(2)硅酮制剂治疗一段时间无效或效果不理想,或瘢痕增生较为严重、出现瘙痒等症状,上述一种或者两种情况同时出现时,可采用局部注射皮质激素或 5- 氟尿嘧啶辅助治疗。

(3)压力治疗可作为首选治疗不能缓解时的联用方案。

(4)较长时间(>12 个月)的保守治疗无效,可采用手术切除,术后再采取相应的瘢痕规范治疗。

(5)植皮或局部皮瓣移植可用于治疗较大面积的线性增生性脊柱瘢痕。建议术后采用辅助治疗预防复发,但尚无单一方法可以作为首选治疗方案。

(6)对于严重的脊柱增生性瘢痕,治疗方案包括:①手术切除联合连续数月逐层注射曲安奈德,每个月 1 次注射糖皮质激素;②每个月 1 次皮损内注射 5- 氟尿嘧啶和糖皮质激素,以及新的药物制剂,如博来霉素或丝裂霉素 C。

2. 萎缩性脊柱瘢痕的治疗 光电技术治疗、局部注射、手术切除和外用药物是目前可选的治疗方案。

(1)激光治疗可作为萎缩性脊柱瘢痕治疗的首选方案,其中点阵激光治疗临床疗效较好。

(2)以凹陷为主要症状的萎缩性脊柱瘢痕患者可采用注射填充治疗。

（3）对光电治疗无效的萎缩性脊柱瘢痕可以考虑手术切除后再早期介入光电等综合治疗来抑制瘢痕。

随着现代人生活水平的提高，在日常生活中瘢痕也成为高度关注的焦点，针对瘢痕的预防和治疗是个完整连续的过程，减少脊柱侧弯术后的瘢痕应该从客观的评判方法上来进行防治。

关键信息

1. 现代手术技术能使手术瘢痕增生减少到最小，一般不需要额外治疗。

2. 瘢痕治疗方式的选择取决于瘢痕的分类、患者的瘢痕史及治疗依从性等。

3. 明显的手术瘢痕，通过正规治疗一般能获得良好的改善。

（李晓阳）

第十二节　脊柱侧弯手术费用以及公益慈善活动

一、脊柱侧弯治疗费用

脊柱侧弯矫形手术不同于一般脊柱外科手术，脊柱侧弯矫形手术复杂，手术范围大，主要依靠钉棒内固定系统将弯曲脊柱矫正，必要情况下还需配合截骨矫形；为了术后促进手术节段融合，术中除了将自体骨回植外，通常使用大量异体骨促进融合；脊柱侧弯手术创面大，截骨时出血量大，通常应用特殊止血材料减少术中出血，将手术创伤对患者影响降到最低。因此，脊柱侧弯矫形手术费用高，与疾病复杂特性有关。手术费用包括术中特殊耗材、手术费、麻醉费、检查费及术后对症治疗费用等，术中特殊耗材如钉棒内固定矫形系统、植骨材料、止血材料等占费用绝大部分。临床上一般会根据患者经济情况，选择达到同等治疗效果的术中特殊耗材，减轻患者经济负担。

二、相关慈善救助

1. 育英脊梁工程 该工程为温州市"爱心温州·善行天下"慈善品牌项目之一，由温州医科大学附属第二医院、温州市卫生健康委员会、温州市教育局、共青团温州市委员会、中国民主促进会温州市委员会、温州市残疾人联合会、温州市慈善总会、温州市关心下一代工作委员会、陈忠慈善工作室、温州市新闻传媒中心、《温州都市报》《温州晚报》雪君工作室、浙江安福利生慈善基金会几家单位于 2020 年 7 月联合发起，首期募集爱心资金 102 万元。项目依托温州医科大学附属第二医院脊柱外科、康复科专家团队以及医学生志愿者团队——脊"良"正姿公益服务联盟，主要用于支持开展儿童青少年脊柱侧弯大规模筛查与宣教、侧弯贫困患儿治疗费用资助等。自成立以来，该项目已经成功救助数十名来自西藏、新疆、青海、四川、江西等地患儿。接下来，"育英脊梁工程"还将进一步发挥"基金＋专家团队"优势，面向全国，为青少年脊柱侧弯防控贡献温州力量。

2. 先天性结构畸形救助项目 该项目由国家卫生健康委员会妇幼健康司联合中国出生缺陷干预救助基金会于 2017 年成立，针对诊断明确、有成熟干预技术、治疗效果好的 6 大类 72 种先天性结构畸形疾病（包括脊柱侧弯），为家庭经济困难的 18 周岁以下（含）患病儿童一次性提供 3000～30000 元医疗费用补助，减轻患儿就医负担，减少儿童残疾发生。温州医科大学附属第二医院为浙江省第一批先天性结构畸形救助项目定点医疗机构。

3. 陈忠慈善工作室 陈忠慈善工作室是《温州都市报》旗下慈善平台,工作室借助媒体慈善品牌效应和平台优势,集合社会各界爱心人士力量,大力推行扶贫帮困、助学、助老、助医等人文关怀项目。成立至今,工作室策划并开展了"明眸工程""微笑工程""大拇指工程""育英脊梁工程"等 50 余项全国知名公益慈善活动,近两年来累计发动捐款捐物超亿元,工作室记者的足迹遍布温州市各地以及我国中西部偏远地区,受益者达十多万人。

三、脊"良"正姿公益服务联盟

(一)组织介绍

脊"良"正姿公益服务联盟成立于 2018 年,由温州医科大学附属第二医院骨科、康复科联合温州医科大学在校本硕博医学生发起,团队致力于面向中小学生开展脊柱健康宣教、侧弯筛查、康复矫正、贫困患儿救助四位一体服务,旨在传播脊柱健康知识、呵护青少年脊柱健康,实现脊柱侧弯的早预防、早发现、早诊断、早治疗,提高大众对脊柱侧弯的认知度和重视程度,为青少年的健康成长护航。脊"良"正姿公益服务联盟为浙江省首支青少年脊柱健康公益服务团队,团队未来将联合全国脊柱外科专家、高校医学生志愿者、社会爱心组织等组建全国性的脊"良"正姿公益服务联盟,面向全国青少年开展脊柱健康防护工作,为"健康中国"助力(图 4-22)。

(二)活动开展情况

1. 多元化的健康宣教 团队志愿者定期深入中小学开展"校园脊柱健康行动",主要工作包括开展护脊健康知识讲座、脊柱健康操培训、筛查义诊活动等,在全国各地中小学建立 25 所"脊柱健康防控示范基地"。在每年五月国际脊柱健康月到来之际,集中开展"脊'良'系列"宣传活动,如"正脊环城公益跑""为爱护形"征文比赛、专题侧弯讲座、健康知识竞赛等,提升社会大众对脊柱健康的关注度。此外,团队开通了各类新媒体平台,推出线上"护脊课堂""名家访谈""护脊健康操"等精品栏目(图4-23),方便患者就医咨询。

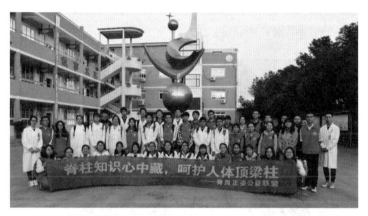

图 4-22　脊"良"正姿公益服务联盟合照

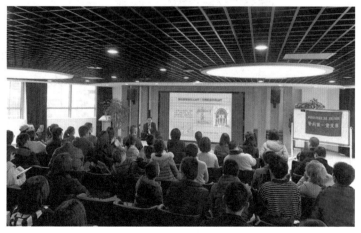

图 4-23　健康宣教

2. 精准化的脊柱侧弯筛查 团队创新研发适合志愿者及家长自行操作的"脊柱侧弯六步筛查法",通过对自检人群进行问卷调研,发现初次阳性检出准确率高达 98%,实现自我检查大众化。同时团队正在研发一款无辐射、便携、准确度高的"AI 体表识别系统",有望取代 X 线片定期复查的传统方式,提高患者就医便捷性,减少X 线片的辐射积累(图 4-24)。

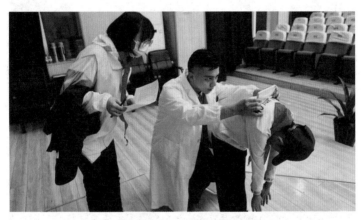

图 4-24 校园脊柱侧弯筛查

3. 个性化的矫形指导 联盟专家团队针对青少年特点研发脊柱矫形操,简单易学,侧弯预防和治疗效果显著,现已在相关中小学以课间操形式进行推广。联盟志愿者团队定期赴偏远地区对轻中度贫困患者开设脊"良"正姿训练营,开展施罗斯脊柱侧弯矫形、运动矫形操等,已累计开设训练营 50 余期,免费矫正患者超过 4000 例(图 4-25)。

截至目前,联盟已招募志愿者 2000 人次,总服务时长超过 1 万小时,开展志愿服务、讲座、义诊 300 余场。累计筛查青少年 60 余万人,异常检出率达 14.3%,救助贫困脊柱侧弯患儿近百例。足迹遍布西藏、新疆、四川、陕西、贵州等省份,现已为 50 余位贫困畸形患者开展公益手术,累计资助经费超 300 万。

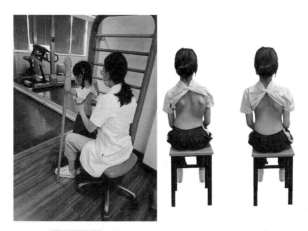

图 4-25　康复矫形训练及前后对比图

（三）获奖情况

团队事迹得到了人民网、新华网、温州都市报、温州商报、温州新闻网等媒体的关注与报道。团队先后获得温州市志愿服务大赛金奖、温州市新青年下乡优秀团队奖、浙江省卫计系统志愿服务大赛铜奖、浙江省志愿服务大赛铜奖、浙江省大学生"挑战杯"大赛三等奖、浙江省大学生暑期社会实践风采大赛十佳团队提名奖等荣誉。

（四）联系方式

公众号（图 4-26）。

图 4-26　育英脊柱侧弯预防与治疗中心

四、救助案例选编

(一)脊柱侧弯 90 度的藏族少年可以挺直腰杆上学堂了。

少年四郎(化名)在四川理塘中学读初三,他从出生起就发现患有先天性脊柱侧弯,因家庭条件困难,手术一直拖着没做。如今他的病情越来越严重,常年的脊柱扭曲压迫,让他呼吸越发困难。2021 年 1 月下旬,家人带他到四川某大医院检查,医生说必须通过手术治疗,需先交押金 12 万元。这对于他的家庭来说是个天文数字,四郎家中有 5 人,父母靠挖虫草维生,年收入只有 1 万元左右。为了给他治病,他的爸爸想要卖房,但老家的房子不值钱,即使卖了也不一定够手术费用,何况卖了之后一家五口住的地方也成了问题,而他做梦都想挺直腰杆去读书。

四郎的病情得到了《温州都市报》记者陈忠的关注,陈忠在媒体上进行了报道,报道得到了温州当地热心市民的响应,市民纷纷致电捐款,上至九十岁的老人、下至小学生,有捐 50、100 元的,也有几万元的。鹿城区 90 岁老人释净钦捐赠 1 万元,温州佛教居士林慈善功德会捐赠 2 万元,鹿城区王金元珠宝行负责人王金元捐赠 5000 元,鹿城区慈善总会复兴亭义工队负责人刘华明和爱人单阿春捐赠 3000 元……,市民们仅用半天时间就凑足了四郎的手术费用,远在台湾的温籍台胞何纪豪先生更是致电将全程资助四郎手术以及家长往返温州的路费和住宿费用。

温州医科大学附属第二医院副院长、脊柱外科专家王向阳教授亲自为四郎主刀手术(图 4-27),考虑到四郎的脊柱弯曲程度较严重,手术复杂,术前医院多科室联合攻关,制定手术方案,运用神经电生理监护仪器等先进仪器作为辅助保障,力争对还处于生长发育期的四郎将伤害减少到最低程度,历经 4 个多小时的紧张手术,手术成功,四郎瞬间"增高"15cm。在休养了 1 个月以后顺利返回老家。目前,四郎已经在学校继续完成学业,还定期与医生、志愿者保持着联络,他说温州这座大爱之城让他永生难忘(图 4-28)。

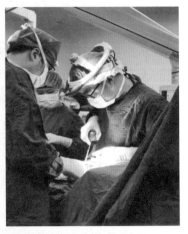

图 4-27　主刀医生王向阳教授在手术中

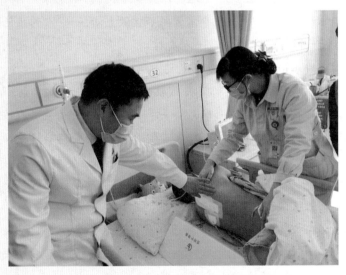

图 4-28　王向阳教授在做术后检查

（二）众爱汇聚帮助 14 岁花季少女挺直"腰杆"

    2021 年 8 月 21 日，14 岁的新平阳人小朱同学顺利从温州医科大学附属第二医院瓯江口院区出院，曾经罹患脊柱侧弯的她，完成了人生中最重要的一次手术——脊柱侧弯矫正手术，今后她将再次健康苗壮地成长。

    小朱来自贵州金沙，自幼跟随父母在温州务工生活，现就读于温州平阳某中学。2020 年 11 月，脊"良"正姿公益服务联盟志愿者在平阳县开展"脊柱侧弯筛查公益进校园"活动中，小朱被筛查出疑似脊柱侧弯，后经医生进一步诊断，确认她患有严重脊柱侧弯，而且建议要尽快进行手术治疗。14 岁的她正值花季，身体正处于生长发育期，越早进行手术矫正，对她的成长影响越小。但高昂的手术费用让她父母犹豫了，因为小朱家里还有 2 个姐妹和 1 个弟弟，母亲身体孱弱不宜做重活，一家人的生活来源和子女的学费都由父亲一人支撑，根本无法承受 15 万元的脊柱侧弯矫正手术费。

    时隔半年，脊"良"正姿公益服务联盟志愿者再次回访小朱时，了解到她因为家境困难无法手术一直拖延至今，原本应该属于花季女孩的笑容消失了，志愿者们心急如焚，紧急启动救助机制，在当地残联以及中国狮子联会浙江鳌水服务队的帮助下，小朱幸运地获得了手术治疗费。小朱的经历引起了温州医科大学附属第二医院副院长、脊柱外科专家王向阳教授的关注，他亲自邀请小朱来温州手术，并带领团队进行手术方案制定。手术非常顺利，成功让小朱长高了 10cm，小朱以前的呼吸困难症状消失，笑容重新在小朱脸上绽放（图 4-29，图 4-30）。

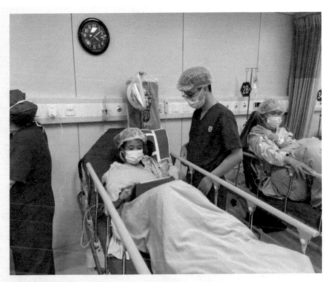

图 4-29　小朱在做术前准备

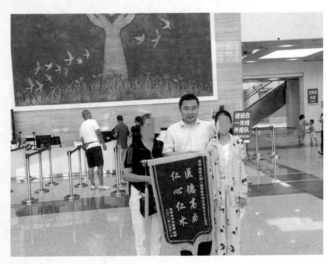

图 4-30　小朱成功出院

（连　毅）